제철 채소·과일식으로 건강을 지키는

맛있는 음식보감

제철 채소·과일식으로 건강을 지키는

맛있는 음식보감

김형찬, 고은정 지음

바이북스
ByBooks

당신의 몸을 지키는 음식 이야기

하루에도 몇 번씩 환자들에게 잘 먹을 것을 당부한다. 내 몸을 만들고, 힘을 나게 하는 것 모두 내가 먹는 음식에서 온다고. 또한 체력이 있어야 정신도 난다고 말한다. 이렇게 환자에게 필요한 음식들에 관한 조언을 하면서 '좋은 음식, 건강한 음식이란 무엇이고 잘 먹는다는 것은 무엇일까?' 스스로 한 번 더 생각한다.

우리는 분명 잘 먹고 있다. 적어도 외형적으로는 그렇다. 하지만 수많은 음식 관련 프로그램은 어쩌면 우리가 제대로 먹고 있지 못하단 반증이 아닐까? 정말 잘 먹고 있는 사람이라면 자극적인 맛과 정보로 가득한 그런 프로그램에 아무런 매력을 느끼지 못할 것이기 때문이다.

먹방의 한쪽에는 한 끼에 수십만 원이 넘는 일명 파인다이닝이 성업 중이다. 밥을 먹는다는 일이 생존과 건강을 넘어 미식과 과시로 넘어가는 순간이다. 예쁜 사진과 좋아요는 넘치지만, 식당 문을 지나 집으로 돌아오는 길에 느끼는 감정은 헛헛함이다. 그런가 하면 오마카세라고 부르는 형태의 음식문화가 유행이다. 음식을 만드는 사람의 취향이 담긴 음식을 맛볼 수 있는 기회지만, 나는 이런 현상의 이면에는 뭘 먹어야 할지 스스로 결정하지 못하는 현대인의 심리가 있는 것은 아닐까 싶다.

뭔가 먹을 것의 종류와 양은 넘쳐나는 것 같은데, 정작 뭘 먹어야 할지 모르는. 그래서 전문가 혹은 유명한 누군가 결정해주어야 비로소 그 음식이 맛있고 좋은 무엇이 되는 시대를 살고 있는 것 같다. '풍요 속의 빈곤'이란 말은 어쩌면 우리 밥상의 현주소를 가장 잘 표현하는 말일지도 모른다.

분명 좋은 음식이라고 먹었는데 뭔가 허전한 이유는 무엇일까? 우리가 먹는 음식에 뭐가 빠진 걸까? 세계 10위의 경제대국이 되면서 우리가 잃은 것은 무엇일까?

나는 이 질문들에 대한 답이 '먹는 사람에 대한 배려'라고 생각한다. 만나면 "밥은 먹었니?"라고 물었던 것은, 배고픈 시대였기 때문이기도 했지만, 상대의 안부를 묻는 마음이 있었기 때문이라고 생각한다. 함께 어려웠고 그런 시절을 함께 살고 있다는 연대감이 자연스러웠던 때의 이야기다. 아마도 어머니께서 배는 고팠어도 그때가 참, 사람 사는 것 같았고 행복했다고 추억하시는 것은 그런 마음이 서로에게 있었기 때문일 것이다.

하지만 함께한다는 범위가 점점 작아지면서, 우리의 마음에서 '배려하는 마음' 또한 조금씩 사라졌고, 그 빈 곳에 비교하는 마음 혹은 알 수 없는 불안과 갈망이 스며든 것 같다. 먹을 것은 많지만, 늘 허기져 있고, 불안과 갈증을 좋다는 것으로 채우려고 하는 현대인의 모습은 어쩌면 이 때문인지도 모른다.

고은정 선생님과 건강하고 좋은 음식을 주제로 함께 작업을 해온 지도 여러 해가 되었다. 병을 치료하는 나는 사람에서 음식으로, 그리고 음식을 만드시는 선생님은 음식에서 사람으로 다가오며, 그 사이에서 다양한 결과물들을 만들어냈다. 《시의적절 약선음식》은 그 공동작업의 첫 번째 결과물로 제철 식재료를 중심으로 계절에 따른 사람의 리듬에 맞춘 음식을 소개했다.

그리고 이번에는 거기서 한 걸음 더 사람에게 다가가 우리가 살아가면서 마주치게 되는 건강의 문제들을 들여다봤다. 현대인의 건강을 《동의보감》의 구절에 비춰 설명하고, 여기에 고은정 선생님의 경험과 먹는 사람을 생각하는 마음이 담뿍 담긴 음식을 더했다. 특별하고 귀하고 값비싼 식재료보다는 일상에서 구할 수 있는 건강한 식재료를 중심으로, 쉽게 만들고 맛있게 먹을 수 있는 레시피를 담았다.

　음식이 특별해지는 것은 먹는 사람을 귀하게 여기는 마음에서 시작된다고 생각한다. 이 책에 담긴 이야기와 음식들을 통해 독자들이 엄마 품 같은 온기와 편안함을 회복할 수 있었으면 좋겠다. 몸과 마음의 건강은 그 속에서 자연스레 우러나올 것이다.

차례

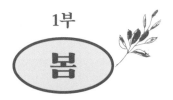

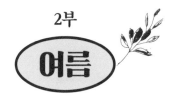

2부
여름
무성하고 활기찬 계절

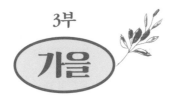

3부

가을

무르익고 영글어가는 계절

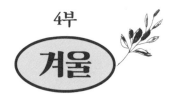

4부

겨울

보듬고 다지는 계절

1부

봄

파릇파릇 다시 살아나는 계절

상큼한 봄나물로
활기를 찾아라

|O| 봄나물주먹밥

추위로 한껏 웅크렸던 몸이 따사로운 봄기운에 감싸이면 나른하기 마련이다. 모든 게 다 귀찮고 입맛도 없는 이때 혀도 즐겁고 기운도 북돋는 음식이 있다. 파릇파릇한 새싹으로 뒤덮인 언덕을 지날 때면, 길을 가던 어머님들이 갑자기 주저앉아 정신없이 따기 시작하는 바로 봄나물이다.

봄에 새로 나는 나물과 새순은 겨울을 지나온 사람들이 반기는 식재료다. 봄나물과 새순이 갖고 있는 특유의 향과 쌉싸래한 맛은 자신을 보호하기 위한 수단이지만, 사람은 이 맛과 향에 더 끌린다. 겨우내 염장식품을 즐겨 먹었던 옛사람들에게는 전해질 균형을 회복할 수 있는 건강식품이기도 했다.

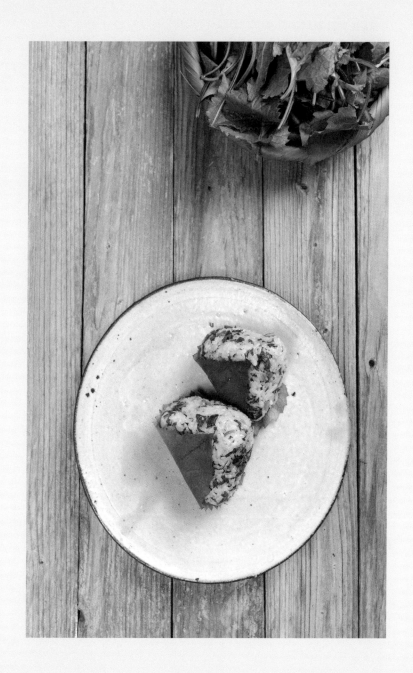

대표적인 봄나물인 쑥과 취는 서로 다른 개성을 갖고 있다. 쑥이 따뜻한 성질로 몸이 차가워지면서 생기는 통증 특히 아랫배가 차서 생기는 병에 효과가 좋아서 여성에게 좋은 약초라면, 취는 차가운 성질을 지니고 있다. 맛과 향을 즐기면서도 평소 본인의 체질에 맞는 봄나물을 선택해서 먹는다면 더욱 좋을 것이다.

재료

쌀 2컵, 봄나물 100g, 표고버섯장아찌 약간, 소금, 통깨, 참기름 약간

만드는 법

1 쌀은 깨끗하게 씻어 체에 건진 다음 40분간 불린다.
2 봄나물은 끓는 소금물에 넣고 데쳐 찬물에 헹군 뒤 꼭 짜서 물기를 제거한다.
3 봄나물을 송송 썰어 소금, 통깨 참기름을 넣고 잘 무친다.
4 표고버섯장아찌를 잘게 다진다.
5 쌀을 깨끗이 씻어 불려 고슬고슬하게 밥을 한다.
6 밥에 양념으로 무친 봄나물과 표고버섯장아찌를 넣고 고루 버무린다(밥알이 으깨지지 않게 주걱을 세워 버무린다).
7 한입에 들어갈 양만큼 덜어 손바닥에서 굴려 주먹밥의 모양을 만든다.

봄이 되면 자꾸 밖으로 나가고 싶어진다. 이상하게 실내에 있는데 바깥보다 춥게 느껴지기도 한다. 봄날의 햇볕이 겨우내 얼어붙은 몸과 마음을 녹이기에 실내의 난방을 이길 온기를 지녀서 그런 것 같다. 그래서 나는 한낮의 봄볕을 잠시라도 쪼이려고 바깥으로 자꾸 나간다. 언 땅을 뚫고 올라오는 새싹들이나 두꺼운 껍질을 이기고 세상 밖으로 나온 새순들도 어쩌면 나 같은 생각으로 겨우내 얼마나 몸살을 했을지 알 수 없다.

올해는 봄이 유난스레 게으름을 피우며 더디게 온다. 벌써 올라왔어야 하는 산마늘도 아직 소식이 없고 감나무 아래서 이맘때면 늘 고개를 내밀던 달래가 한 줄기도 보이지 않는다. 그러다 어제 잠시 내린 비로 추위는 여전한 것 같지만 세상은 달라졌다. 내가 아무리 모른 척하고 지나치려 해도 자꾸 땅으로 눈이 가고 이파리 하나 없는 나무들에 눈이 간다. 마른 풀들 사이로 푸른빛이 돌고, 마른 나무 끝 가지로 붉게 물이 오르고 있음을 내 몸이 느낀다.

곧 더 따뜻해질 것이다. 그러면 그때 나는 이웃들과 함께 소풍을 나가려고 한다. 옷차림은 가볍고 발걸음도 가볍게 나갈 것이다. 차 없는 마을길을 천천히 걸어 자유롭게 소요하다 올 것이다. 그러니 반드시 도시락을 싸서 들고 나가고 싶다. 대단한 밥이 아니어도 좋다. 봄나물 썰어 넣고 아무렇게나 손으로 쥐어 만든 주먹밥이면 충분하다.

봄나물 도시락을 싸서 봄소풍을 떠나볼까

봄철 석 달을 발진(發陳)이라고 부르는데, 이때 자연에서는 생기가 일어나고 만물은 다시 살아 움직이기 시작한다. 봄에는 밤중에 자서 아침 일찍 일어나되 일어나서는 뜰을 여유롭게 거닐고 머리는 꽉 묶지 말고 느슨하게 풀며 몸을 이완하여 기분을 상쾌하게 한다. 모든 것을 살리는 데 힘쓰고 죽이지 말며, 주되 빼앗지 않고, 상을 줘야지 벌을 줘서는 안 된다. 이것이 봄기운에 응하는 양생의 방법이다(春三月 此謂發陳 天地俱生 萬物以榮 夜臥早起 廣步於庭 被髮緩形 以使志生 生而勿殺 予而勿奪 賞而勿罰 此春氣之應 養生之道也).

_《동의보감》〈내경편〉권1 '신형(身形)' 중에서

만사가 귀찮고 나른한 봄

"봄이라 그런가, 갱년기라 그런가, 만사 귀찮고 밥맛도 없고 밥 차려주기도 싫고 그러네요. 애들도 귀엽지 않고, 남편은 뭐…."

마지막을 얼버무리는 환자의 말에 왠지 아내 속을 썩이는 철부지 남편들의 대표가 된 것 같아 등골이 서늘해진다. 그 서늘함의 끝에 요 며칠 유난히 피곤해하는 아내의 모습도 떠오른다. 기후변화의 시대에도 절기는 무시할 수 없어서, 정말 입춘이 지나면서 봄을 타는 환자들을 자주 본다. 변화의 문턱을 가뿐하게 넘기에는 일상이란 배낭의 무게가 버거운 사람들이 있다.

한의학에서는 인간을 자연의 일부로 보고, 몸과 마음을 자연의 변화에 맞출 것을 강조한다. 입는 옷의 두께와 냉난방 외에 현대 도시인들에게 자연이란 단어의 의미는 많이 퇴색되었다. 하지만 아직 우리 몸은 문명의 기억보다는 자연의 일부였던 시절의 기억이 더 강하게 남아 있다. 해가 뜨고 지는 시간의 변화, 바람 끝에서 느껴지는 온도와 습도의 변화에 맞춰 몸은 스스로 세팅 포인트를 예민하게 조정한다. 나와 나를 둘러싼 환경의 상황에 따라 이 과정이 순조롭기도 하고 그렇지 않기도 한데, 후자의 경우를 우리는 '봄을 탄다'라고 이야기한다.

만성적인 긴장과 피로를 호소하는 현대인

《동의보감》에서는 봄에는 살리고 베풀고 상을 주라고 했지만, 지금 우리 사회는 죽음과 빼앗기 그리고 죄를 묻는 이야기들만 가득하다. 그런가 하면 버젓이 전쟁이 벌어지고 사람이 죽어가는 중에도 각국은 자신들의 이익을 생명의 무게보다 무겁게 저울질하고 있다. 오래 지속된 전염병 시대 또한 사람들의 몸과 마음에 만성적인 긴장과 피로를 남겼다.

온 세상이 이런 상황인데 한 국가와 사회가 온전할 리 없고 가정과 가족이 무사할 수 없다. 언론기사를 보고 화를 내고 속을 끓이는 것도 지쳐 갈 때, 알면 알수록 끝이 보이지 않을 미궁으로 빠져들 땐, 결국 내 마음을 새롭게 하는 수밖에 없다.

> 아래 땅에서는 아지랑이가 피어오르고 먼지가 날리며 생물들이 서로 숨을 불어 주고 있구나. 위를 보니 하늘은 푸르기만 하구나. 이것이 원래 하늘의 올바른 색일까? 끝없이 멀기 때문에 푸르게 보이는 것은 아닐까? 아마도 대붕이 아래를 내려다보면 이와 같이 보일 것이다.
>
> _《장자, 차이를 횡단하는 즐거운 모험》 강신주 지음 / 그린비 / 35쪽

《장자》 하면 떠오르는 대붕에 관한 이야기 중 일부다. 아지랑이가 피어오르고 바람이 불고 생물이 소생한다는 것을 보니, 북명의 곤이 대붕으로 변해 구만리 창천으로 날아오른 계절 또한 봄이었던 듯하다. 하지만 여기서 주목하는 것이 이 이야기가 실린 《장자》의 편명 때문이다.

〈소요유逍遙遊〉

마음 내키는 대로 슬슬 걸어서 놀러가는 일. 장자의 소요유에는 절대자유와 같은 깊은 의미가 담겨 있겠지만, 올봄 우리에게 필요한 것은 동요 속 가사처럼 맨발로 한들한들 나들이 가는 일이란 생각이 든

다. 진지하고 심각한 것도 재미와 행복을 위한 것이라는 것을 잊으면 몸과 마음이 병들고 만다.

봄을 타는 환자에게는 《장자》의 편명을 딴 한약을 처방하고, 하루 중 잠깐이라도 자신만을 위한 시간을 갖으시라 당부한다. 내가 여유가 생기면 아이들도 귀엽고 남편도 어느 한구석은 봐줄 만할 거란 이야기도 했다.

환자를 보내고 아내와 통화를 하며, 나는 봐줄 만한 구석이 있는 남편일까 생각한다. 순간 뒷골이 쭈뼛 선다. 오늘 퇴근길에는 꽃 한 다발을 들고 가고, 저녁 설거지를 꼭 해야지 하고 마음먹는다. 그리고 다가오는 휴일에 상큼한 봄나물 도시락을 싸서 봄소풍이라도 가자고 해봐야겠다.

신선한 채소로 만든
죽을 먹어라

¡O¡ 브로콜리수프

몸이 아프면 음식을 넘기는 것조차 힘들다. 이럴 때는 죽을 찾기 마련인데 젊은 세대에게는 수프가 더 선호될지 모르겠다. 특히 비타민이 많은 제철 채소가 들어간 수프라면 먹기도 수월하고 병으로 지친 마음을 시각적으로 달래는 효과도 있을 것이다.

브로콜리는 십자화과에 속하는 양배추의 한 종류로, 원산지는 지중해 동부 연안이고 우리나라에는 1950년대 전해졌다고 한다. 열을 내리는 성질이 있고 특유의 향과 약간 쓴맛을 갖고 있다. 소변을 잘 나오게 하고 눈을 밝게 하며 특히 더운 여름철 건강관리에 효과적인 것으로 알려져 있다.

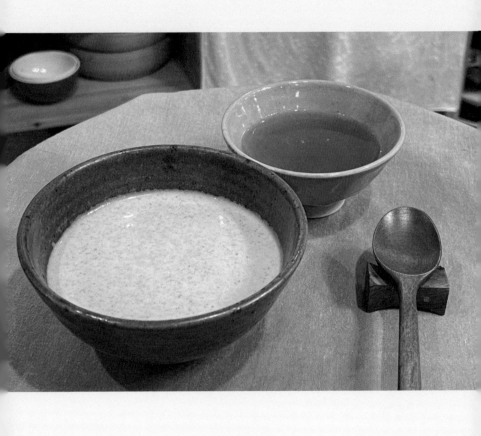

판토펜산과 비타민A를 풍부하게 함유하고, 특히 비타민C는 감귤류보다도 더 많이 함유하고 있으며, 황과 철 그리고 비타민B군의 좋은 공급원이 될 수 있다. 하지만 몸에서 요오드의 이용을 방해하는 성질이 있으므로 갑상선 기능저하증 환자는 주의해야 한다.

재료

브로콜리 1송이(200g), 감자 1개(200g), 양파 1/2개(100g), 버터 2큰술, 물 2컵, 우유 2컵, 소금 후추 약간, 생크림 1컵, 파마산치즈가루 2큰술, 소금 후추 약간

만드는 법

1 브로콜리는 작은 송이를 기준으로 200g을 잘라놓는다.
2 감자는 껍질을 벗기고 씻어 채를 썬다.
3 양파는 껍질을 벗기고 씻어 채를 썬다.
4 달군 프라이팬에 버터를 넣고 감자와 양파를 소금 후추 간으로 볶는다.
5 감자와 양파가 볶아지면 브로콜리를 넣고 물과 우유를 부어 끓인다.
6 브로콜리가 무르게 익으면 불을 끄고 한 김 식힌 다음 핸드믹서기로 곱게 간다.
7 다시 냄비를 불에 올리고 생크림을 넣고 한소끔 끓인다.
8 파마산치즈가루를 넣고 소금과 후추로 마무리 간을 한다.
9 그릇에 담아낸다.

세상의 모든 여성들은 어느 날 불쑥 찾아온 초경의 당혹스러움을 받아들일 즈음부터 매달 찾아오는 월경으로 인한 일상생활의 불편함을 겪으며 산다. 심지어 적지 않은 여성들이 극심한 생리통을 이기지 못해 진통제에 의지하며 길게는 일주일가량을 보낸다.

생리통을 앓는 여성들에게는 작은 위안이라도 반드시 필요하며, 그녀들이 자부심을 느끼며 살 수 있도록 누군가는 계속 응원을 해주어야 한다. 그럼에도 불구하고 우리 사회는 생리 중인 여성이 떳떳하게 자신의 몸 상태를 밝히지 못하도록 분위기를 만들어왔다. 그때마다 생리 중임을 숨기고 사회적 관계 속에서 아무렇지도 않은 척 생활하도록 종용해왔음을 부정할 수 없다.

생리 중인 여성에게는 적극적으로 쉴 수 있도록 해주고 따뜻한 말을 건네며 여성으로 태어난 자신을 원망하지 않도록 울타리가 되어줄 필요가 있다. 때로 한 그릇의 맛있는 음식도 위안이 되고 약이 되며 울타리가 된다. 그래서 끓여본다. 떡 벌어지게 차리는 한 상이 아니라도 영양적으로 부족함이 없는 한 그릇이 좋겠다. 먹는 일 자체에 힘을 쓰지 않아도 부드럽게 술술 넘어가는 수프가 좋겠어서 브로콜리를 한 송이 준비해 칼질을 하고 냄비를 불에 올린다.

오늘 생리통을 겪는 누군가는 브로콜리수프 한 숟가락에 통증을 잠시 잊을 것이다. 그녀의 곁에는 마음으로 조리하고 시간으로 끓여낸 생강귤피차가 든 보온병도 놓일 것이다. 보온병을 열어 때때로 마시며 살며시 웃을 것이다. 생각만으로도 나는 웃음이 나온다.

제철 채소·과일식으로 건강을 지키는 **맛있는 음식보감**

통증이 말하는 것에
귀를 기울여보자

월경이 끝나고 난 후 아픈 것은 허한 것이다. 월경 때에 출혈량이
적고 색이 옅은 것은 혈이 허한 것이고, 양이 많은 것은 기가 허한
것이다. 월경이 시작되려고 할 때 아프거나 월경혈이 덩어리져 나
오는 것은 순환이 울체된 것이다. 월경혈이 검은 자줏빛을 띠면 순
환의 울체와 열이 함께 있는 것이다(凡行後作痛者 虛也 小而淡者
血虛也 多者 氣虛也 其將行作痛 及凝塊不散者 滯也 紫黑色者 滯而狹
熱也).

_《동의보감》〈내경편〉권3 '포(胞)'에서

통증을 참는 게 능사가 아니다

생리통은 가임기 여성의 절반 정도가 경험한다고 할 정도로 흔한
증상이다. 그래서인지 기절할 정도로 아프지 않은 이상 대수롭지 않게
여기는 경우가 많다. 그냥 참고 견디거나 통증이 좀 더 심하면 며칠 진

통제를 복용하고 넘기는 환자들을 자주 본다. 갱년기 증후처럼 생리통 또한 여성이면 으레 겪어야 하는 불편함 정도로 생각한다. 정말 그럴까?

통증은 살아 있다는 증거이기도 하지만, 우리 몸에 의미 없는 통증은 없다. 생리통 또한 마찬가지다.

일반적으로 생리통은 크게 2가지로 나뉜다. 통증의 원인이 될 만한 특별한 이유를 찾지 못하는 일차성 생리통과 특정 질환이나 원인에 의해 유발되는 이차성 생리통이 그것이다. 이차성 생리통의 원인으로는 자궁근종, 자궁선근증, 자궁내막증 그리고 자궁 내 피임장치와 같은 것이 대표적이다. 그래서 이차성 생리통은 원인이 되는 질환을 치료하는 것을 우선으로 해야 한다.

일차성 생리통은 초경 때부터 시작해서 20대에 많이 발생하는 것으로 알려져 있다. 서양의학적 검사에서 특정한 원인을 찾지 못하기 때문에, 진통제처럼 통증을 없애는 데 초점을 둔 대증요법을 많이 사용한다.

아랫배의 기혈을 돌게 하라

한의학에서는 생리통을 치료할 때 자궁과 난소가 있는 아랫배라는 공간을 중심으로 생각한다. 이 공간을 둘러싼 환경에 어떤 문제가 있는지를 찾고, 몸과 감정의 상태가 이 부분에 어떤 영향을 주고 있는지

제철 채소·과일식으로 건강을 지키는 **맛있는 음식보감**

함께 살피는 것이다. 생리통은 작게는 자궁과 난소라는 생식기관의 문제이고, 크게는 몸 전체의 흐름과 감정의 문제가 통증이란 형태로 표현되는 것이라고 생각하기 때문이다. 일차성은 물론이고, 이차성 생리통의 원인이 되는 질환이 발생하게 된 이유도 이 관점에서 접근한다.

《동의보감》에서 말하고 있는 생리의 양상에 따른 몸의 해석도 이러한 관점의 표현이다. 평소 몸이 약하고 혈이 부족하면 생리로 인한 출혈로 인해 통증이 발생하고 그 양도 적다. 생리량이 과하게 많은 것을 기가 허한 증상으로 본 것은, 신체 에너지가 부족해서 적당한 수준에서 멈춰야 하는 출혈을 멈추지 못하는 기능적 상태를 의미한다. 이런 경우라면 부족한 기와 혈을 보충해주어야 한다.

생리가 시작하려고 할 때 아프기 시작하고 생리혈이 덩어리지거나 색이 어두운 것은 평소 아랫배란 공간으로 혈액순환이 잘되지 않는 상태를 의미한다. 그것을 '체滯'라고 표현하고 이것이 심해지면 염증성 상태가 되면서 '열'이 발생한다고 본 것이다. 흔히 '골반 내 울혈 증후군'이라고 표현하는 상태로, 많은 일차성 생리통과 이차성 생리통의 원인이 되는 질환들이 이 상태로부터 시작된다. 이런 상황은 필연적으로 임신에도 영향을 준다.

생리통과 관련된 한의학적 처방들이 혈의 흐름을 개선하고 뭉친 것을 풀어내며 통증을 그치게 하는 약재들이나 어혈을 풀어내는 약재들, 또는 몸을 따뜻하게 하는 약재들로 구성되는 이유가 여기에 있다. 약재들과 침과 뜸과 같은 치료를 통해 자궁과 난소를 둘러싼 공간을 기혈이 잘 흐르고 적당한 온도와 습도를 유지하는 상태로 회복시키는 것이다.

가슴으로 흐름이 몰리는 현대인

그런데 실제 환자들의 몸 상태를 살피다 보면 아랫배라는 공간으로의 흐름이 가슴에서부터 막혀서 잘 이루어지지 않는 경우를 많이 본다. 감정적 스트레스, 오래 앉아 있는 일, 컴퓨터나 스마트폰으로 인한 안 좋은 자세 그리고 운동부족 등으로 인해 횡경막 위쪽의 긴장이 높아지고 압력이 몰리기 때문이다.

위로 몰리고 아래로는 흘러가지 않는 흔히 말하는 상열하한上熱下寒의 상태가 만들어지는 것이다. 이 상황에서는 공간적으로 몸통의 맨 아랫부분에 있는 자궁과 방광이 영향을 가장 많이 받게 된다. 증상은 생리통의 형태로 나타났지만, 문제는 가슴에 있는 셈이다. 이때는 가슴에 몰린 흐름을 풀어야 생리통이 사라지게 된다.

최고의 건강은 어쩌면 아무런 느낌이나 불편함이 없는 상태일 것이다. 느낌이 있는 곳에는 저항이 있는 것이고, 통증은 잘 통하지 않는 저항 상태의 가장 흔한 증상이다.

생리통으로 고생하고 있다면 내 몸과 감정이 무엇에 저항하고 있는지를 살필 필요가 있다. 통증은 우리 몸의 간절한 외침일 수 있기 때문이다. 몸과 감정의 목소리에 가만히 귀를 기울이고 화해해야 한다. 그리고 좋은 치료라면 불편함을 가리는 것이 아니라 내 안의 화해를 위한 디딤돌이 되어야 한다.

제철 과일을 준비하라

ⅠⓞⅠ 딸기국수

입덧하는 아내가 먹고 싶다는 말에 한겨울에 딸기를 찾아 헤매는 남편의 무용담을 이제는 더 이상 들을 수 없다. 이렇게 철에 상관없이 과일을 즐길 수 있지만 여전히 제철에 탐스러운 빛깔을 자랑하는 과일을 보면 군침이 도는 것도 사실이다. 특히 각종 환경호르몬으로 과성장하는 것이 아닌지 염려되는 아이들에게 제철 음식을 먹이는 것이 얼마나 마음의 위안이 되는 것일까.

딸기는 달달하고 새콤한 맛을 느끼기 전 붉은색과 달콤한 향으로 우리를 먼저 유혹한다. 다른 과일들처럼 씨방이 발달한 것이 아니라 표면에 깨처럼 씨앗을 달고 있어서 재미난 과일이다. 사과산, 구연산, 주석산 등의 유기산이 많고 특히 비타민C가 풍부해 피로회복에도 좋으니 많은 사람들이 좋아한다. 수분이 풍부해 갈증을 없애고 몸의 열

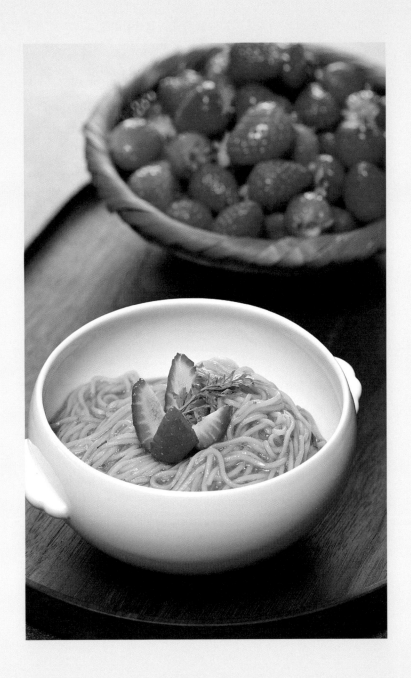

을 내려주니 약선의 식재료로 사용하기에도 부족함이 없다.

　보통은 술, 잼, 제과, 제빵, 음료, 빙과류에 많이 사용한다. 신선한 딸기의 붉은색에 단맛과 신맛을 이용해 국수를 만들면 남녀노소 모두 좋아하는 한 끼 식사로 훌륭하다. 이미 말했듯이 늦은 봄이나 되어서야 먹을 수 있던 딸기를 겨울에 먹기도 하고 여름딸기가 나오니 좋다가도 슬프다.

🍳 재료

소면 4인분, 봄나물 약간, 딸기소스, 딸기 400g, 오미자청 4큰술, 레몬즙 2큰술, 간장 1큰술

🔍 만드는 법

1 불에 소면 삶을 물을 올린다.
2 토핑용 봄나물을 준비한다.
3 딸기소스의 재료를 모두 같이 넣고 갈아서 소스를 만든다.
4 국수를 삶아 찬물에 헹궈 건진다.
　❶ 국수를 삶을 때는 물을 넉넉히 잡고 삶아야 면이 엉겨 붙거나 불지 않는다.
　❷ 물이 펄펄 끓을 때 국수를 넓게 펴서 넣고 삶는다.
　❸ 국수를 넣고 다시 물이 끓어오르면 찬물을 반 컵 정도 넣고 다시 끓이기를 2~3번 반복하면서 삶는다.
　❹ 찬물을 미리 넉넉히 받아두었다가 헹궈야 쫄깃하게 먹을 수 있다.

5 봄나물을 간장과 들기름으로 무쳐놓는다.

6 국수에 딸기소스를 넣고 비벼 그릇에 담은 후 준비한 봄나물을 얹어서 낸다.

초등학교 6학년에 나는 전교에서 가장 키가 큰 아이였다. 키가 크다 보니 언제 어디서나 가장 뒷줄에 서야 했고, 뭐든 스스로 챙기고 알아서 잘해야 하는 고단한 6학년의 생활을 했던 것 같다.

사실은 키만 컸었는데, 그해 여름에 갑자기 초경이 왔고 그 변화를 받아들이고 대처할 수 없어 죽을병에 걸린 줄 알고 혼자 전전긍긍하는 키 큰 6학년이기도 했다 나는. 어머니께나 학교에서나 배운 바 하나 없어 도무지 알 수 없는 내 몸의 상황에 정말로 당황했었던 기억이 초경에 대한 기억의 전부다.

그때는 지금과 달라서 아이들이, 특히나 여자아이들이 자신의 신체 변화에 대해 배울 기회 자체가 아예 없던 시대였다. 그래서 너무 무서운데 극심한 통증까지 동반하고 매월 찾아오는 손님을 좋아할 수가 없는 나이였다.

초경 이후 생리를 할 때마다, 통증을 느낄 때마다 몸이 따뜻해지는 느낌이 좀 도움이 되는 것 같았다. 그래서 늘 아랫목에 배를 깔고 엎드려 있거나 온찜질을 하고는 했었다. 진통제도 먹었고 통증을 이길 수만 있다면 뭐든 하고 싶어 했다.

매달 그렇게 시달리는 사오 일 정도의 시간이 참으로 지옥처럼 느껴졌던 순간들이었는데, 주변의 어른들은 다 그렇게 어른이 되는 것이니 알아서 하라고 나 몰라라 하는 느낌이었다. 달달한 사탕이나 초콜

릿 같은 것들이 도움이 되었을지도 모르는데 어쨌든 혼자 견뎌야 했고 혼자 알아가야 했다.

그런 시절을 다 보내고, 결혼을 했고, 아이를 낳고, 세월이 흘러 폐경이 된 지도 이미 오래다. 그럼에도 불구하고 오늘 나는 아프게 기억되는 그때의 나를 위해 밥상을 차려본다. 끝물의 단 향이 코를 찌르는 딸기를 한 바구니 갈고 호로록 목을 타고 넘어가는 소면을 삶는다. 그리고 최대한 예쁘게 담아서 그때의 나에게 바치는 의식을 치러본다. 그랬더니 글쎄 그때의 내가 지금의 나를 향해 활짝 웃어주는 게 아닌가.

나이에 맞게 자라도록 돕자

빨리 어른이 되어야만 했던 시대

자려고 제 방에 들어간 아이가 뜬금없이 책을 읽어달라 한다. 더 어릴 적에는 책도 읽어주고 즉석에서 이야기도 지어서 들려주다가 "오늘은 여기까지!" 하며 야유를 뒤로 하고 재우곤 했는데, 참 오랜만이다.

작년 겨울에 읽어주다 만 민담집을 꺼냈다. 강원도 산골에서 가난하게 자란 소년이 과거를 보러 가는 길에 판수를 구해준 인연으로 위기를 넘기고 성공했다는 전형적인 이야기다. 그런데 '설마! 정말 이렇게 빨랐다고?'라는 의문이 드는 구절이 눈에 띈다.

> 그때 조정에는 김 정승과 이 정승이 있었다. 두 정승 모두 혼기를 넘긴 딸이 있어 사윗감을 찾고 있던 차에 장원 급제한 한영이를 사위로 점찍었다. 이 정승과 김 정승이 차례로 나서서 한영이를 사위로 맞으려 하니 서로 조금도 양보가 없었다. 결국은 임금이 결정을 하게 되었다.
> "듣자니 이 정승 딸은 열여섯이고 김 정승 딸은 열일곱이라지? 한

살이라도 더 먹은 김 정승 딸과 맺어주는 게 좋겠소."

_《세계민담전집(한국편)》/ 신동흔 엮음 / 황금가지 / 195쪽

요즘 같으면 미성년인 열여섯 · 열일곱이 혼기를 넘겼다니! 궁금해
서 좀 더 자료를 찾아본다.

1427년(세종 9년) 9월 17일조에 의하면, 예조에서 '혼인의 연한을 정
하지 않은 까닭에 세간에서 혼인을 서둘지 않아 시기를 잃게까지
된다. 이는 다만 음양(陰陽)의 화합에 어긋날 뿐만 아니라 여자들이
혹은 남에게 몸을 더럽히게까지 되어 풍속이 아름답지 못하게 된
다. 그러니 여성들은 나이 14세에서 20세 안에 혼인하도록 하고, 이
유 없이 이 기한 내에 혼인하지 않으면 혼주(婚主)를 처벌하자.'라고
청하여 윤허를 받았다.

결혼을 일찍 시키지 않으면 부모가 처벌을 받는다니. 이것은 국민
의 수가 국력과 직결되던 시대의 출산장려정책이 아니었을까 싶다. 연
구결과에 따르면 조선시대 국왕의 평균 사망 나이는 46.1세고, 서민들
의 평균수명은 35세 내외였다고 한다. 지금보다 높았던 유아사망률까
지 생각하면 앞선 이야기들이 조금 이해가 된다. 그때는 빨리 어른이
되어야만 하는 시대였던 것이다.

몸은 빨리 자라지만 아직 준비가 안 된 아이들

14살이 되면 생리가 시작되는데, 임맥이 통하고 태충맥이 충실해져서 월경이 때에 맞춰 나오므로 아이를 가질 수 있다(二七而天癸至任脈通 太衝脈盛 月事以時下 故有子).

_《동의보감》〈내경편〉 권1 '신형(身形)'- 중에서

현재 우리나라의 기대여명은 2020년 기준 83.5세다. 조선시대 사람들보다 평균 2배가 넘도록 살게 되었다. 그래서일까. 요즘 평균 초혼 연령은 남녀 모두 30세가 넘는다. 다양한 변화가 영향을 주었겠지만, 숫자만 보면 수명이 2배가 된 만큼 늦어진 셈이다.

그런데 이런 변화에 역행하는 것이 있다. 바로 초경연령이다. 최근에는 12.6세 정도로 점점 빨라지고 있고, 그보다 훨씬 어린 나이에 생리를 시작하는 성조숙증도 문제다. 이런 현상이 일어나는 이유로 많은 사람들이 환경과 식생활의 급격한 변화를 꼽는다. 환경호르몬과 같은 화학물질과 과도한 열량섭취와 운동부족 등으로 인한 비만이 내분비계에 영향을 주어 사춘기가 빨라지고 성조숙증이 생긴다는 것이다.

여기에 생리가 시작되면 키 성장이 덜 된다는 과학상식과 큰 키에 대한 환상이 더해져 빠른 생리와 성조숙증은 갱년기와 함께 또 하나의 의료시장이 되었다.

아이들의 뇌가 자신을 어른이라고 여긴다

그런데 위에서 말한 물질적인 요인들 외에도 나는 아이들이 너무 많은 정보와 자극에 노출되는 것이 초경연령을 앞당긴다고 생각한다. 몸의 변화뿐만 아니라 아이들의 뇌가 '아~ 나는 이제 많이 컸구나.'라고 여기게 되는 것이다.

몸을 움직여서 노는 시간은 점점 줄어들고, 어른처럼 고민하고 공부하는 시간은 점점 늘어난다. 더 빨리 더 많이 공부하고 익히는 것이 권장되고, 각종 자극적인 정보들과 게임은 애와 어른을 가리지 않고 무차별적으로 쏟아진다. 어른들의 성공 신화와 경쟁 기준이 아이들에게도 그대로 적용된다. 이런 사회에서 아이들의 뇌가 자신을 어른이라고 여기게 되는 것은 너무나 당연한 일이다.

이런 이상한 세상에서 걱정되는 것은 빠른 생리와 덜 자라는 키가 아니라, 준비도 안 되고 영문도 모른 채 어른이 되어버린 아이들의 마음과 행복이 아닐까?

이야기를 다 들은 아이는 "그 판수 참 대단한데~"라는 말을 하고는 좀 있다 이내 잠이 들었다. 잠든 얼굴을 보면서 나는 아이에게 좋은 어른일까… 생각해보니 스스로 조금 부끄러워진다. 아이들이 제 나이 때 즐겨할 것을 충분히 즐기는 세상, 저마다 개성 넘치는 꿈을 꿀 수 있는 사회를 만드는 것이 지금의 어른들이 할 수 있는 최고의 선행이 아닐까 하는 마음이 간절하다. 나이에 맞도록 자라기를 바라는 마음으로 내일은 제철 음식을 준비하려 한다.

내장을 진정시킬
운동을 해야 한다

🍽 쓴나물고추장무침

입에 쓴 약이 몸에 좋다고 하지만, 속이 쓰리고 아프면 이런 음식을 먹기는 쉽지 않다. 그러니 입에 단 음식을 찾게 되고 더욱 속이 나빠지는 악순환에 빠지는 것이다. 그러니 쓴맛이 강한 제철 봄나물이 아무리 몸에 좋다고 해도 맛있게 먹을 방법이 필요하다.

어릴 때 쓴맛을 싫어하는 것은, 아직 신체기능이 미숙한 아이들이 쓴맛을 내는 식재료가 가진 독성으로부터 자신을 보호하려는 본능적인 반응일 수 있다. 그러다 어른이 되어, 인생의 쓴맛을 맛보고, 위로 치밀어 오르는 화를 느낀 날, 쓴맛 속에도 단맛이 있음을 알게 된다.

고들빼기는 대표적인 쓴 나물이다. 열을 내리고 독을 풀며 통증을 그치고 고름을 배출하는 효능이 있어서, 장염과 이질 그리고 각종 화

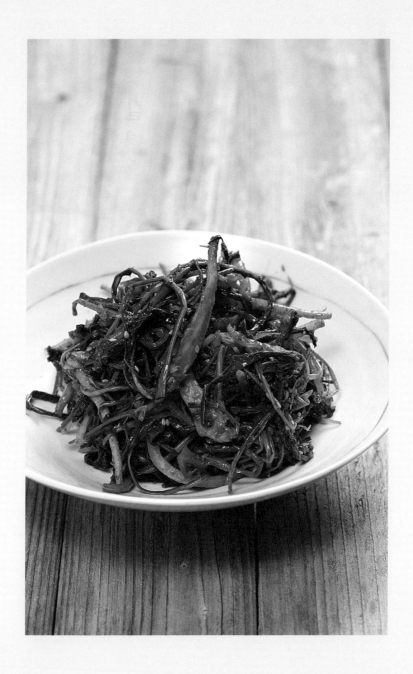

농성염증과 통증에 쓸 수 있다. 속이 쓰리고 몸에 염증반응들이 자꾸 생긴다면 쓴 나물과 친해질 필요가 있다.

🪣 재료

고들빼기 200g, 씀바귀 200g, 소금 약간, 무침 양념, 고추장 2큰술, 고춧가루 1큰술, 간장 1큰술, 식초 2큰술, 설탕 2큰술, 들기름 1큰술, 쪽파 5뿌리, 마늘 1알, 깨소금 1큰술

🔍 만드는 법

1 고들빼기는 떡잎을 떼서 버리고 잎과 뿌리 사이의 검은 부분을 긁어내고 굵은 뿌리는 반으로 가른다.
2 씀바귀는 잡티를 제거하고 깨끗하게 손질한다.
3 냄비에 물을 넣고 불에 올린 후 끓기 시작하면 소금을 한 꼬집 넣는다.
4 끓는 소금물에 손질한 고들빼기와 씀바귀를 넣고 2분간 데친다.
5 데친 고들빼기와 씀바귀를 찬물에 여러 번 헹궈 건져 물기를 제거한다.
6 쪽파는 송송 썰고 마늘은 다진다.
7 무침 양념을 만든다.
8 데친 고들빼기와 씀바귀에 무침 양념을 넣어가며 간을 조절하면서 조물조물 무친다.
9 접시에 담아낸다.

제철 채소·과일식으로 건강을 지키는 **맛있는 음식보감**

언젠가 딸아이와 여행을 하다가 나를 자책하게 된 적이 있었다. 좋은 엄마였으면 좋겠다고 생각하고 나를 돌아보면서 지냈다고 생각했는데 그게 대단한 오만이었다는 걸 알게 되어서였던 것 같다.

그 무렵의 내 생각은 모처럼의 여행이니까, 평소의 생활습관 등은 다 깨고 마냥 흐트러진 모습으로 지내도 좋겠다는 것이었다. 그래서 식사를 한 후 누워서 책도 보고 뒹굴자고 하니 딸아이가 자기는 안 된다고 했다. 이유를 물으니 먹고 바로 눕거나 하면 역류성식도염 증세로 고생을 한다는 것이었다.

그런 줄도 모르고 있던 철없는 엄마여서 참으로 민망하고 미안했었다. 병은 별것 아닌 데서 시작된다고 하는데, 평소에 아이에게 이런저런 잔소리를 좀 더 많이 할 걸 그랬나 하는 반성 아닌 반성도 하고.

약은 나의 영역이 아니니 만날 때만이라도 음식만큼은 제대로 해서 먹여야겠다고 생각했다. 쓴맛이 염증을 줄이고 산의 역류를 막을 것이다. 이제 쓴 나물을 준비해 먹여야겠다.

염증을 막기보다는
이겨낼 수 있는 몸을 만들자

병은 별것 아닌 데서 시작된다. 조금 잘못된 식습관, 춥거나 더운 날씨, 감정이 상하는 것, 기름진 음식을 즐겨 먹어 양기만을 북돋아 속에 열이 쌓이는 것, 타고난 체질이 실하고 피부가 치밀해서 땀이 잘 나지 않는 것, 급한 성질에 화를 자주 내서 화가 위로 치밀어 올라 체액의 흐름이 정체되고 소통이 잘되지 않는 데서 병이 난다. 이렇게 병이 나면 명치 아래가 답답하거나 아프거나 입맛이 없는 것, 트림하면 썩은 냄새가 올라오거나 속이 쓰리고 신물이 올라오는 것, 속이 메슥거리거나 더부룩한 것과 같은 증상이 생길 수 있다(夫氣之初病也 其端甚微 或因些少飮食不謹 或外冒六氣 或內感七情 或食味過厚 偏助陽氣 積成膈熱 或資稟素實 表密無汗 或性急多怒 陰火炎上 以致津液不行 淸濁相干 氣爲之病 或痞 或痛 或不思食 或噯噫腐氣 或呑酸 或嘈雜 或膨滿).

_《동의보감》〈잡병편〉권4 '내상(內傷)' 중에서

흔한 질병이 된 역류성식도염

우리나라는 세계적으로 위가 안 좋기로 유명하다. 2018년 건강보험 심사평가원의 통계에 따르면 한 해 5백만 명 이상이 위염으로 치료를 받았고, 이 중 40대 이상이 절반 이상을 차지한다. 위염은 헬리코박터 균이 그 주범으로 지목되고 있고, 스트레스와 음주와 흡연 그리고 스트레스와 잘못된 식습관 등이 그 원인으로 꼽힌다.

그런가 하면 최근에는 반복되는 역류성식도염으로 내원하는 환자들도 많다. 같은 기관의 통계에 따르면 한 해 4백만 명 이상이 치료를 받았고 이 중 절반 정도가 40대 이상이라고 한다. 대한민국의 중년은 배 속이 아프다 못해 가슴마저 쓰라린 사람들이다.

위에 있어야 할 산이 선을 넘어 식도를 침범하는 질환을 역류성식도염이라고 부른다. 산을 견뎌내는 세포로 분화한 위벽 세포와 달리, 식도 벽의 세포는 강한 산을 견디지 못한다. 염증이 발생하고 이로 인해 가슴이 타는 듯이 쓰리거나 목에 뭔가 걸린 것 같은 불편감을 느끼게 된다. 산이 역류하는 이유로는 스트레스, 자극적인 음식, 술과 담배 등에 의해 식도와 위를 연결하는 부위에서 밸브 역할을 하는 괄약근이 제 역할을 하지 못하는 것을 주된 원인으로 꼽는다. 위와 식도 사이의 방벽이 헐거워져 산의 침공을 막아내지 못하는 것이다.

역류성 식도염 진단을 받은 환자의 대부분은 염증을 없애는 약과 위산의 분비를 억제하는 약을 처방받는다. 염증을 차단하고 원인물질인 위산을 줄이는 이 전략은 단기결전에서는 효과적이다. 하지만 같은 증상이 반복되거나 만성화되면 전략을 수정할 필요가 있다. 드러난 증상뿐만 아니라 이를 둘러싼 복잡한 주변정세를 함께 살펴야 한다.

먼저 살펴볼 것은 소화의 화학적 과정이다. 소화는 우리 몸이 흡수할 수 있는 형태로 음식물을 변화시키는 과정이고, 여기에 다양한 소화효소들이 동원되는 일종의 화학공정이다. 이 공정은 위에서 충분한 산이 분비되는 것을 전제로 세팅이 되어 있다. 만약 위산이 필요한 만큼 분비되지 못하면 전체 공정에 오류가 발생하게 된다. 일시적 오류는 관계없지만 장기화되면 곤란하다. 무작정 산을 억제하는 것은 효과적인 전략이 될 수 없다.

다음으로 소화의 물리적 과정이다. 소화는 입에서부터 위와 장을 거치는 위에서 아래로 내려가는 흐름 속에서 일어난다. 역류성식도염 환자들에게 식사 후 바로 눕지 말라고 하는 것은 이 흐름을 방해하기 때문이다. 그런데 역류한다는 것은 이 흐름에 반하는 것이다. 단지 밸브가 느슨해졌기 때문만은 아닐 것이다.

실제 역류성 환자들을 보면 위와 횡격막 주변이 긴장된 경우를 많이 본다. 편안하게 아래로 내려보내지 못하고, 위 주변에서 압력이 정체되거나 때론 치밀어 오르는 흐름이 발생한다. 이런 환자들은 역류성식도염 외에도 속이 더부룩하거나 트림을 자주 하거나 배에 가스가 많이 차거나 자주 체하는 증상을 동반하는 경우가 많다. 위에서 아래로 내려가는 소화의 물리적 과정이 잘 이루어지지 않는 것인데, 식도염이 반복되거나 만성화된 환자들은 이런 경우가 많았다.

제철 채소·과일식으로 건강을 지키는 **맛있는 음식보감**

다음은 슬프게도 노화다. 앞서 통계자료에서 40대 이후 비율이 높은 것은 사회적으로 높은 스트레스에 노출되는 것도 영향을 주겠지만, 전반적인 신체기능 그중에서도 괄약근의 약화가 영향을 준다. 밸브가 낡아 헐거워진 것이다. 이런 경우 다른 부위의 괄약근에도 조금씩 문제가 있을 확률이 높다.

산이 역류하지 않는 몸을 만드는 법

역류성식도염 증상으로 자주 그리고 오래 고생한다면 위산과 염증에서만 해법을 찾아서는 안 된다. 산이 역류하지 않는 몸의 상태를 만드는 것이 더 중요하다.

맨 먼저는 내가 즐겨 먹는 음식의 종류와 식습관을 살펴야 한다. 제철음식 중심의 고른 영양섭취와 천천히 꼭꼭 씹어 먹고 야식과 폭식을 삼가는 것은 언제나 옳다. 과도한 신체적 긴장반응이 있다면 적절한 기법들을 통해 의식적으로 이완하는 훈련을 해야 하고, 내장기에 좋은 자극을 줄 수 있는 운동을 해야 한다.

인간은 어디까지나 동물이라는 것을 잊어서는 안 된다. 좋은 움직임이 좋은 건강을 만든다. 증상만 없애는 것이 아니라 원인을 찾아 이겨낼 수 있는 몸을 만들기 위해 부지런히 움직일 필요가 있다.

이렇게 면역력을 키워라

🍽 고로쇠물밥

기운이 떨어지면 자연스레 몸에 좋은 것을 찾기 마련이다. 특히 계절이 바뀔 때는 그런 욕구가 커지기 쉽다. 그런데 우리 몸의 면역을 유지하고 항상성을 지키기 위해서는 이런 것들의 도움을 받는 것에 그쳐야지 의지해서는 안 된다. 그래도 제때 적절하게 음용하는 것은 도움된다. 특히 봄철에 좋은 음식이 있다.

현대인은 문명의 힘으로 자연의 주기와 상관없이 그리고 세계 곳곳에서 나는 수많은 것을 먹고 산다. 그런데도 늘 뭔가 부족하고 허기진 것을 보면 우리가 누리는 풍요는 정작 중요한 것을 채워주지 못하는지도 모른다. 식재료 중에는 잠깐 먹을 수 있고, 의식적으로 절제해야 하는 것들이 있다. 그중 하나가 바로 고로쇠물이다.

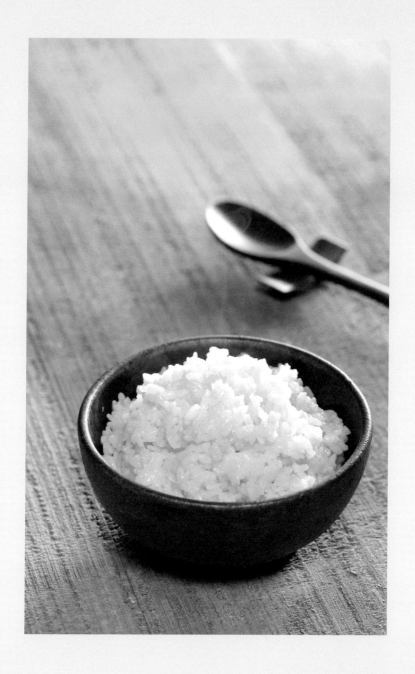

겨울을 나고 새로운 한 해를 살기 위해 뿌리로부터 올린 고로쇠물은 고로쇠나무의 피와 같다. 그 물이 품고 있는 당분과 풍부한 영양성분은 겨울을 난 우리에게 유용한 것이지만, 한두 번 즐기고 맛보는 정도로 넘어가야 한다. 자연이 내어준 선물을 오래 즐기기 위해서는 절제할 줄 아는 마음이 필요하다.

⚖ 재료

쌀 2컵, 고로쇠물 2.5컵

🍳 만드는 법

1 쌀을 손으로 가볍게 비비면서 3~4번 씻어 건진다.
2 압력밥솥에 씻어 건진 쌀을 넣는다.
3 고로쇠물을 2.5컵을 붓는다.
4 40분간 불린다.
5 솥을 불에 올리고 센 불로 끓이다가 추가 흔들리기 시작하면 불을 최소로 줄인다.
6 1~2분 후에 불을 끄고 김이 저절로 빠질 때까지 둔다.
7 솥뚜껑을 열고 밥을 고루 섞어 푼다.

장 담그는 철이라 종일 밖에서 항아리와 메주들과 씨름을 했더니 등과 목에서 찬바람이 이는 것 같다. 집이 아니니 따뜻한 방바닥에 누울 수도 없고 하여 자꾸 난로 곁으로 가게 된다. 따뜻한 차도 한 잔 마셔 몸은 따뜻해졌지만 이상하게 마음은 자꾸 가라앉고 무거워진다. 이럴 땐 뭘 어떻게 해야 하는지 몰라서 허둥거리게 된다. 그러다 생각을 정리하게 되는 그 끝엔 밥이 있다. 밥을 잘 먹어야지, 뭐니 뭐니 해도 밥심이 최고지, 뭐 그런 생각이 든다. 어른들께서 늘 말씀하시던 밥심을 다른 말로 바꾸면 어쩌면 그게 면역력이 아닐까 하는 데 생각이 이른 것이다.

그래서 밥을 한다. 반찬을 따로 할 생각은 없다. 김장김치 아직 넉넉하고 된장은 항아리에 그득하니 된장찌개 후딱 끓여서 차리면 된다. 잡곡을 섞을까, 아니면 묵나물 같은 부재료를 넣을까 고민하다가 그냥 흰쌀밥을 하기로 한다. 고민하다 눈이 간 곳에 막 나오기 시작한 고로쇠수액이 보였기 때문이다. 고로쇠로 밥물을 잡아 흰쌀밥을 하면 다른 반찬 없이 김치 하나, 된장찌개로도 밥 한 공기는 뚝딱 해치울 수 있다.

고로쇠는 단풍나무과의 다년생으로 경칩을 전후로 나무에서 나오는 물을 받아먹는 오랜 풍습이 있다. 뼈를 이롭게 한다고 하여 골리수骨利樹라 부르기도 한다. 고로쇠수액에는 뼈에 좋은 마그네슘과 칼슘, 나트륨을 배출하는 데 도움을 주는 칼륨이 함유되어 있다. 게다가 좋은 당분으로 에너지 공급을 해주니 더없이 좋다. 흰쌀밥이 가지고 있는 단맛에 고로쇠수액의 은근한 단맛이 더해져 세상 맛있는 밥이 지어진다. 김형찬 원장님은 겨울을 나고 봄을 준비하는 우리 몸의 균형회복과 기운보충에 고로쇠물로 지은 밥이 제격이라 하셨으니 더 좋다.

서둘러 쌀을 씻고 밥을 하는데, 솥에서 밥냄새가 나고 된장찌개도 끓으니 어느 사이 몸에 도사리고 있던 한기가 사라지고 마음에 있던 그림자도 사라진다. 얼른 밥 먹고 밥심 한번 제대로 발휘해봐야겠다.

좋은 음식도 누구에게는
약이 되고 누구에게는 독이 된다

외부의 요인은 사람이 약해진 상태가 아니면 그 자체만으로는 사람을 상하지 못한다. 외부의 병인과 약해진 몸이 서로 만나야 안으로 들어와 병을 일으킨다(風雨寒熱不得虛 邪不能獨傷人 此必因虛邪之風 與其身形 兩虛相得 乃客其形).

_《동의보감》〈잡병편〉 권1 '변증(辨證)' 중에서

면역력 산업 전성시대

환절기가 되니 잘 지내던 환자들이 여기저기 불편함을 호소한다. 피로와 무기력, 식욕부진과 소화불량이 흔하고 이전에 아팠던 곳이 다시 아프기도 한다. 특히나 비염, 감기나 몸살 기운이 있으면 바짝 긴장했다가 아직도 코로나 자가검사를 하고서야 안심한다. 코로나19 팬데믹을 거치면서 인류는 겁쟁이가 되어버린 듯하다.

크게 덴 코로나바이러스 사태 때문이기도 하고, 매년 환절기가 되면 '면역력'이란 말이 유행한다. 하지만 막상 면역력이 뭐냐고 물으면 명확하게 답하는 사람들은 드물다. 그도 그럴 것이 키나 몸무게처럼 눈에 보이는 것도 아니고, 근력이나 폐활량처럼 측정 가능한 힘도 아니기 때문이다.

요즘은 NK세포와 같은 면역세포의 수치를 면역력의 대명사처럼 이야기하지만, 그 세포 또한 면역기능 일부일 뿐이다. 광고에서처럼 뭘 먹는다고 해서 보호막이 씌워지는 것은 더욱더 아니다. 그러다 보니 면역력에 도움이 된다는 다양한 제품들이 과학적(!) 연구결과란 옷을 입고 등장한다. 전염병 시대의 이면은 면역력 필수시대이자 면역력 산업 전성시대다.

그럼 정말 면역력이라는 것은 상상 속에만 존재하는 그 무엇일까?

면역 시스템이 제대로 작동하도록 몸을 최적화하자

옛날에 세 사람이 함께 새벽길을 가다가 안개를 만났다. 세 명 중 한 명은 건강했고, 다른 한 명은 병이 들었고, 또 다른 한 명은 죽었다. 건강한 사람은 술을 마셨고, 병이 든 사람은 죽을 먹었고, 죽은 사람은 속이 빈 상태였다. 술이 안개와 이슬을 막아주고 사기(邪氣)를 쫓기 때문에 이렇게 된 것이다.

_《동의보감》〈잡병편〉'습(濕)' 중에서

겉으로 보기에는 멀쩡했던 세 사람이 안개란 차고 습한 환경에 처했을 때 영향을 안 받은 사람도 있고, 병이 난 사람도 있고 심지어 죽은 이도 생겼다. 글의 앞부분에 쓴 것처럼 병이 날 수 있는 상황에 노출되었어도, 개인의 내부상황에 따라 결과는 달라진다. 이것을 두고 면역력의 차이라고 말할 수 있을 것이다. 하지만 여기서는 술과 죽 그리고 공복상태가 영향을 줬다고 말한다. 술이 습기와 한기로부터 체온을 높여 몸을 보호해줬고, 죽은 좀 부족했고 빈속은 치명적 결과를 가져왔다는 것이다.

실제로 전염병 시대에 술은 즐겨 마신 사람이 살아남았다던가, 로마군대가 정복전쟁에서 풍토병을 이기기 위해 병사들에게 와인을 지급했다는 이야기도 전해진다. 아, 그렇다고 술이 건강에 좋다던가 술을 마셔서 현재의 전염병 시대를 이겨내라는 말은 아니니 오해하지 말길. 우리는 지금 면역력 이야기를 하고 있음을 잊지 말자.

위의 일화에서 알 수 있는 것처럼, 병을 일으킬 수 있는 요인에 노출되었을 때 각자의 몸이 얼마나 그 환경에 적절하게 대응할 수 있는가가 병의 발생에 매우 중요하다. 즉, 바이러스나 세균 등이 침입해도 면역 시스템이 효과적으로 작용해서 우리 몸의 항상성을 유지할 수 있다면 문제없다는 말이다. 이런 의미에서 나는 면역력이란 단어를 면역 시스템의 효율이라고 해석한다. 그 연장선에서 면역력을 강화한다는 말은 면역 시스템이 효과적으로 작동할 수 있도록 몸의 상태를 최적화하는 작업이라고 이해한다.

즉, 면역력에 도움이 된다는 특별한 무엇이 중요한 것이 아니라, 면역 시스템이 효과적으로 작용할 수 있는 우리 몸의 내부 환경이 훨씬 더 중요하고, 이런 상황이 벌어진 이유를 진단하고 거기에 맞는 해법을 찾는 것이 중요하다.

면역력이 걱정된다면 일상의 문제를 먼저 해결하라

똑같은 건강기능식품을 먹어도 누구에게는 약이 되고 또 다른 누구에게는 독이 되는 것은 이런 이유 때문이다. 면역 시스템의 효율이 떨어진 이유가 다르므로 필요한 것도 사람마다 다 다를 수밖에 없다. 뭐를 먹으면 좋아지는 것이 아니라, 이런 상황이기 때문에 무엇이 필요하다가 맞는 것이고, 한 걸음 더 나가 그 사람의 개별생리에 맞출 수 있어야 최선의 방법을 찾을 수 있다.

그렇다면 무엇이 면역 시스템의 효율을 결정하는 내부 환경에 영향을 줄까? 이 질문에 대한 답을 찾다 보면 우리는 다시 일상생활로 돌아올 수밖에 없다. 먹는 음식, 감정적 스트레스, 운동과 수면과 같은 것들 말이다. 질병이 있다면 그것을 치료하는 것이 먼저일 것이고, 면역력이 걱정된다면 이런 일상의 문제들을 먼저 점검하는 것부터 시작해야 한다. 그다음에 좋은 회복에 도움이 되는 것을 복용해도 늦지 않다.

필요한 도움을 받아 빨리 그리고 효과적으로 좋은 건강을 회복하고, 그동안 문제를 해결하기 위한 노력을 한다. 이렇게 해야 노랫말처럼 치료와 약물로부터 '산뜻한 안녕'을 할 수 있다.

면역의 효율이 떨어지는 이유에 관한 진단과 그 원인이 되는 문제 해결 없이 시작하면 뭔가를 먹을 때만 좋아지고 중단하면 다시 나빠지는 현상이 반복된다. 그러다 보면 1년 365일 동안 면역력에 좋다는 것을 먹고 있는 자신을 발견하게 될 것이다. 약도 영양보충제도 건강기능식품도 모두 그것을 먹지 않고도 건강한 것을 목적으로 해야 한다. 뭘 먹어서만 건강할 수 있다면 그것은 잘못된 것이다.

문제도 그에 대한 해결책도 먼 곳이 아니라 나 자신과 내 손이 닿는 가장 가까운 곳에 있음을 잊어서는 안 된다. 면역력도 그렇다. 먼저 몸을 만들고 그다음 필요한 것들을 적절히 섭취하자.

해조류로 장운동을 개선하라

🍽 미역다시마밥

　건강을 위해서는 잘 먹는 것만큼 잘 비우는 것도 중요하다. 그런데 정제되거나 인스턴트로 만든 음식을 많이 섭취하는 현대인들에게 화장실은 괴로운 장소가 되기 쉽다. 그렇기 때문에 각종 유산균 광고가 주변에서 끊이지 않을 정도로 장운동 개선에 관심이 많다.

　한의학에서 보는 다시마의 효능은 미역과 대동소이하다. 다시마와 미역과 같은 해조류에는 알긴산과 후코이단 그리고 라미나린과 같은 당류화합물이 함유되어 있다. 이 물질들은 장운동 개선에 효과적이고, 몸 안에 쌓인 노폐물의 배출을 돕고 장내 미생물의 먹이로도 이용된다.

　또한 혈액을 맑게 하고 항암에도 효과가 있는 것으로 알려져 있다. 변비뿐만 아니라 노화에 따른 다양한 질병을 예방하기 위해서 해조류를 즐겨 먹는 것이 도움이 될 수 있다.

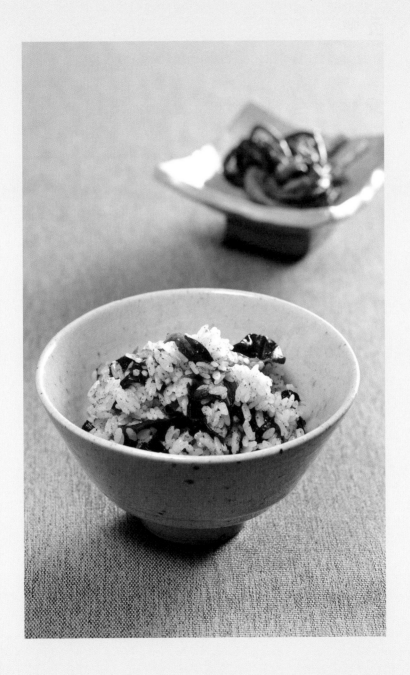

재료

쌀 2컵, 물 2.5컵, 마른 미역 10g, 다시마 가루 2, 작은술, 청주 1큰술

만드는 법

1 쌀을 씻어 30분간 불린다.

2 마른 미역은 미지근한 물에 바락바락 주무르면서 씻어 불린다.

3 불려 놓은 미역을 1cm 길이로 송송 썬다.

4 압력솥에 쌀과 물을 넣는다.

5 다시마가루를 솥에 고루 펴듯이 넣는다.

6 썰어 놓은 미역을 밥솥에 넣는다.

7 흰쌀밥을 하는 방법으로 압력솥밥을 한다.

변비로 고생하는 사람들을 자주 본다. 내가 지리산이라는 특별한 곳에 살고 있어 찾아오는 사람들이 많고 또 1박 2일의 수업을 진행하다 보니, 같이 밥을 먹고 밤을 같이 보내는 시간이 많아서 알 수 있는 상황인 것 같다. 아침에 배변을 제대로 하지 못한 분들은 얼굴이 편안해 보이지 않고 손이 아랫배로 가는 모습을 자주 보게 된다. 그렇다고 해서 내가 그분들의 불편을 해결해줄 수 없는 사람이라 그저 살짝 걱정되고 미안한 마음뿐이다.

더구나 나는 의료 관련 전문가도 아니고 할 수 있는 일이라는 것이 기껏해야 음식을 고민하는 정도라 변비의 허실 등을 판단하고 뭔가를 해결할 수는 없는 사람이다.

언젠가 지역의 약초 교실 교육장에 갔다가 깜짝 놀랄 만한 일도 있어서 아무리 작은 증세라도 함부로 뭔가를 권할 일은 아님을 잘 알고 있다. 그때 강사가 주변에서 흔히 채취할 수 있는 대황을 언급해 변비에 아주 좋다고 하는 말을 들으신 한 노인께서 대황을 달여 드시고 건강에 큰 문제가 생긴 것을 목격했었다.

아무리 좋은 약재라 해도 사람마다 몸의 상태가 다르기 때문에 의사라도 언제나 조심스러울 것 같다. 그래서 나는 우리가 흔히 먹는 음식의 재료 중에서 도움이 될 만한 것을 찾아 조리를 해드리거나 권해드린다.

오늘은 가장 자주 먹고, 또 먹는 양이 많아 도움이 되는 밥에다 힘을 실어 본다. 바로 해조류를 이용한 미역다시마밥이다. 우리 몸에 쌓인 노폐물과 함께 먹은 것을 아주 솔직하게 몸 밖으로 끌고 나가는 힘이 좋은 음식이다. 다시마는 갈아서 병에 담아놓고 미역은 불려서 소분해 냉동해두면 번잡스럽지 않게 밥을 할 수 있으니 권해본다.

쾌변을 원한다면 음식을 바꿔라

변비에도 허실이 있다. 실한 변비는 장을 비워내서 뭉친 것을 풀고 굳은 것을 부드럽게 해야 한다. 이때는 대황, 망초, 지실, 후박과 같은 약재와 승기탕과 같은 처방을 쓴다. 허한 변비는 부족한 것을 보충하고 마른 것을 촉촉하게 해서 굳은 것을 흩어지게 해야 한다. 이때는 당귀, 지황, 복숭아씨, 삼씨, 황금과 같은 약재와 윤조탕과 같은 처방을 쓴다(秘結之證 有虛有實. 實則宜蕩滌腸胃 開結軟堅 如大黃芒硝枳實厚朴 承氣湯之類 是也. 虛則宜滋養陰血 潤燥散結 如當歸地黃桃仁麻仁條芩 潤燥湯之類 是也).

_《동의보감》〈내경편〉 권4 '대변(大便)' 중에서

잘 먹은 만큼 잘 내보내야 한다

"대변을 봐도 시원치가 않고 뭔가 남아 있는 느낌이 있어요. 배에 가스도 많이 차고요."

"변비가 생긴 후부터 머리도 자주 아프고 얼굴에 뾰루지도 자주 나서 스트레스에요."

"변비약을 자주 먹었더니 이제 약을 먹지 않으면 대변을 못 봐요. 장이 무력해진 것 같아요."

인간은 살기 위해 먹어야 하고, 그것을 잘 소화해서 피와 살을 만들고 남은 것은 잘 내보내야 한다. 제대로 먹는 것, 먹은 것을 소화 흡수하는 것 그리고 노폐물을 잘 배출하는 것. 우리의 많은 병은 이 세 과정의 문제가 쌓여서 생긴다.

이 중 사람들의 관심이 가장 큰 것은 뭘 먹을까 하는 점이다. 이 고민은 경제적으로 풍요로운 나라로 갈수록 심하다. 먹고살 만할수록 먹을 것에 더 집착하는 것을 보면, 아직 인간의 뇌 깊숙한 곳에는 배고픔에 대한 두려움이 깊이 자리 잡고 있는 것 같다.

하지만 좋은 것만을 밀어 넣는다고 건강해지는 것은 아니다. 막힘 없이 흘러야 강의 생명력이 유지되는 것처럼, 입에서부터 항문으로 이어지는 통로 또한 들고 나는 것이 순조로워야 한다. 들어오는 것보다 더 많이 나가도, 덜 나가서 노폐물이 쌓여도 문제다.

상담을 하다 보면 만성적인 변비를 가진 사람이 많다. 그런데 이 문제를 받아들이는 정도는 개인차가 크다. 대변이 하루 컨디션을 좌우하는 사람이 있는가 하면, 며칠을 비워내지 못해도 별로 신경을 쓰지 않은 사람도 있다. 하지만 불편함을 느끼지 못한다고 해서 장에 오래 머물고 있는 노폐물의 영향이 없는 것은 아니다. 잘 먹었다면 그만큼 나와야 한다.

위에서 아래로 원활한 흐름이 되도록 운동해야 한다

갑작스러운 스트레스나 음식물 그리고 환경의 변화 때문에 일시적으로 생긴 변비는 크게 문제가 되지 않는다. 시간이 좀 필요할 뿐 그 상황에서 벗어나면 대부분 정상화된다. 반복되거나 만성화된 경우가 문제다. 보에 막힌 강물이 썩는 것처럼, 전신 건강에 부정적 영향을 주기 때문이다.

변비에 관한 해결책은 크게 두 가지 관점에서 찾을 수 있다.

첫 번째는 위에서 아래로 내려가는 물리적 흐름이다. 입에서 식도 그리고 위와 소장과 대장으로 이어지는 관에서 물질의 이동이 잘 이루어져야 한다. 변비가 있다고 해서 대장만 봐서는 안 되고, 위에서 아래까지 이어지는 흐름 전체를 봐야 한다. 이 흐름이 제대로 이루어지지 않은 것은 다시 두 가지로 나눌 수 있다. 관 내부의 압력 이동이 잘 안 되는 것과 위와 장의 운동이 활발하지 않은 경우다.

스트레스로 인해 늘 목과 어깨가 긴장되어 있고 압력이 가슴으로 몰려 있는 사람들은 아래로 내려가는 흐름이 잘 이루어지지 않는다. 마치 피펫의 윗부분을 손가락으로 막아놓은 것처럼 아래로 내려가는 압력의 이동이 잘되지 않아서 대변이 시원하게 잘 나오지 않고 잔변감이 남아 있기 쉽다. 대변을 밀어내는 힘이 부족한 경우에도 변비가 잘 생긴다.

양변기의 보급, 노화, 운동부족 그리고 앞서 말한 가슴으로 압력이 몰리는 현상 모두 뱃심을 약화시키는 요인이 된다. 이와 함께 오래 앉아 있는 생활습관과 팔다리를 적극적으로 움직이는 운동의 부족 그리고 스트레스로 인한 긴장반응으로 인해 위장의 물리적 운동성이 떨어지는 것도 변비의 큰 원인 중 하나다.

자연이 내준 신선한 음식을 먹어라

두 번째로 살펴야 할 것은 먹는 음식물과 대변이 만들어지는 장 내부의 환경이다. 음식에서 가장 중요한 것은 자연이 내준 신선한 식재료를 가능한 최소한의 조리과정을 거쳐 먹는 일이다. 과도하게 정제하고 본래 식재료가 가진 맛과 영양을 인공적인 화학물질로 속인 식품을 가능한 적게 먹어야 한다.

이것은 마치 농사를 짓는 것과 같다. 우리 몸을 이루는 세포보다 더 많은 균들이 살고 있는 장이라는 생태계는 먹는 음식물의 종류에 따라 그 건강도가 달라진다. 좋은 퇴비를 준 밭과 합성비료를 준 땅에서 얻은 식재료의 영양과 토양 속 생태계가 다른 것처럼, 어떤 음식을 먹는가에 따라 장내세균총과 장점막의 건강도가 달라진다. 그리고 이와 같은 배 속의 사정은 대변은 물론이고 몸의 건강과 정신기능에도 큰 영향을 준다.

생각보다 많은 현대인들이 변비로 고생하는 것은 어쩌면 생활방식과 먹는 음식이 자연에서 멀어진 탓이 아닐까 싶다. 반복되거나 만성적인 변비로 고생하고 있다면 조금 더 몸을 움직이고 내가 먹는 음식에 좀 더 정성을 기울이자. 장 내부의 환경 개선과 장운동 활성화를 위해서 오늘 해조류를 이용한 음식을 해보는 것은 어떨까?

미역국으로 가라앉히라

🍴 소고기미역국

부모님과 떨어져 생활하고 있는 청년이라면 생일날 아침 "오늘 미역국은 먹었냐?"는 전화를 받아본 적이 있을 것이다. 그런데 미역은 생일이 아니라도 식탁에 자주 오르는 단골손님이다. 물론 맛도 좋지만 붓기를 가라앉히고 몸을 보하는 데 이만한 것이 없다.

미역과 다시마 그리고 감태 등의 해조류는 풍부한 섬유질과 다양한 비타민 그리고 미네랄 등을 함유하고 있어 현대인의 건강식품으로 각광받고 있다. 또한 갑상선에 필요한 요오드를 함유하고 있고, 혈압을 낮추고 혈중지질을 감소시키는 장점도 있다. 미역은 좋은 영양의 공급원이면서 산모에게는 자궁의 수축과 지혈을 돕고 변비 예방에도 도움이 된다.

한의학적으로는 뭉친 것을 풀어내고 부종을 내리는 효과가 있는데,

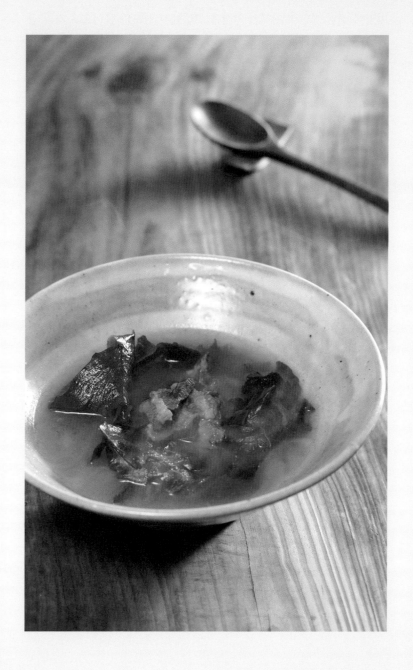

미역에 대한 경험적 지혜와 약성을 고려해서 산모의 음식으로 자리 잡은 것으로 생각된다. 미역국에 소고기나 돼지족 그리고 생선과 조개류를 더한 것은 출산으로 약해진 산모의 체력을 보충하고, 효과적인 모유수유를 위해서였을 것이다.

재료

미역 40g, 간장 1큰술, 들기름 1큰술, 소금 약간, 소고기 양지머리 200g, 다시마 우린 물 1.8L

만드는 법

1 미역에 따뜻한 물을 부어 1시간 이상 불린다.

2 다시마를 따뜻한 물 2L에 넣어 1시간 정도 우린다.

3 불린 미역을 모래가 나오지 않게 깨끗하게 씻어 건진다.

4 씻어 놓은 미역을 먹기 좋은 크기로 자른다.

5 양지머리 소고기를 먹기 좋은 크기로 썬다.

6 냄비에 미역과 소고기, 들기름을 넣고 골고루 볶는다.

7 간장을 넣고 다시 한 번 볶는다.

8 다시마 우린 물을 붓고 뚜껑을 덮은 후 센 불로 끓인다.

9 미역국이 끓기 시작하면 약한 불로 줄이고 1시간 이상 더 끓인다.

10 모자라는 간은 소금으로 맞춘다.

미역국은 진리다. 단순한 미역국도, 된장 풀어 끓인 미역국도, 가자미를 넣어도, 옥돔이 들어가도, 조개류가 들어가도, 들깨를 갈아 넣어도… 그냥 미역국은 진리 그 자체다. 그중 가장 보편적이면서 가장 몸값이 비싼 미역국이 소고기미역국이다. 예로부터 젖먹이는 산모에게 가장 많이 끓여 먹이던 미역국이 소고기미역국이다. 소고기는 너무 귀해서, 지역에 흔한 생선이나 패류들을 넣어 끓여서 산모에게 먹이는 곳도 있기는 하지만 대체로 산후에 먹는 미역국은 소고기미역국이었고 지금도 그렇다.

나도 예외는 아니어서 딸아이를 낳고 한 달 내내 어머니가 끓여주시는 소고기미역국을 먹고 지냈다. 그것도 세끼 밥때에만 주시는 것이 아니라 자주 많이 먹어야 한다고 곰솥으로 한솥씩 끓여놓고 주셨다.

하루에 여섯 번은 차려주시는 것을 싫다 않고 잘도 먹었던 것 같다. 원래도 미역국을 좋아하는 사람이라 한 달 내내 미역국만 먹어도 물리지 않아 좋았고, 다행히 젖먹이를 키우는 데 부족함이 없이 수유를 할 수 있었다. 어쩌면 열 달을 품고 지내면서 키워온 아이를 향한 애정 때문이었을까, 하루 여섯 끼를 한 달 내내 먹어도 물리지 않고 잘 먹었을지도 모른다.

어린아이가 세상에 태어나 어머니의 미역국으로 충만한 식사 후에 행해지는 수유를 통해 자라서 그럴까, 대부분의 사람들은 정말로 미역국을 좋아하고 잘 먹는 것 같다. 그래서 미역국을 주제로 밥을 파는 식당들이 존재하는 것 같기도 하다. 나도 예외는 아니라서 생일에만 미역국을 먹지 않고 한 달에 한 번 정도는 미역국을 끓이게 되는 것 같다. 그것도 한 번 먹고 치울 적은 양을 끓이는 것이 아니라 기본으로 사흘 정도는 먹을 양을 끓인다. 미역국은 첫날보다 다음 날 더 맛있고, 그다음 날 더 맛있기 때문이다.

수유하는 산모는 아니지만 오늘도 나는 미역국을 끓인다. 그냥 끓여도 맛있는 미역국인데 소고기미역국으로 끓이니 그 맛은 말해 뭐할까.

엄마의 몸과 마음을 달래는 소울푸드, 미역국

넘치는 육아 정보보다 중요한 배려

"원장님~ 우리 아이 좀 보세요."

"와~ 이제 삼칠일 지났는데 벌써 이렇게 이목구비가 또렷하고 예쁘네요!"

"아이를 보면 그렇게 예쁜데, 마음은 왠지 묘하고 모유량이 적어서 걱정이에요."

아이의 사진을 보여주며 세상에서 젤 행복한 표정인 환자를 처음 본 것은 8년 정도 전이다. 학교를 졸업하고 직장생활을 시작했던 때였고, 몇 년 후에는 결혼하고, 좀 더 지나서는 언니와 함께 창업을 했다.

아이를 갖고 싶어한 지 좀 되었는데, 작년에 임신하고 몸이 힘들 때면 종종 치료를 받으러 왔다. 올봄, 이제는 엄마가 된 환자를 보니 동네 한의사의 삶이란 그곳 사람들의 시간과 함께 흐르는구나 싶다.

엄마도 충분히 알고 있었지만, 산후관리에 대한 주의사항들과 음식과 운동에 관한 이야기들을 하고, 산모의 회복을 돕고 모유 수유에 도움이 되는 약을 처방했다. 친정엄마가 같은 동네에 계시니 기본적인 것들은 잘 챙길 듯해서, 지금의 아이에게는 엄마가 온 우주와 같으니 무엇보다 엄마의 마음을 잘 챙기기를 당부했다.

의료시스템과 산후조리원 그리고 출산휴가나 육아휴직과 같은 제도 덕분에 출산과 육아의 시작이 쉬워진 것 보이지만, 정작 갑작스레 엄마란 이름을 얻게 된 사람에 대한 배려는 예나 지금이나 크게 달라지지 않은 것 같다. 가족이 멀리 떨어져 살면서 선대의 경험과 지혜가 자연스럽게 전해지는 것이 어렵게 되었고, 육아에 관한 수많은 정보는 도움이 되는 측면도 있지만, 도리어 엄마를 혼란스럽거나 강박적으로 만들기도 한다.

외둥이가 많아진 요즘은 그 정도가 더 심하다. 모든 것이 낯설고 처음 해보는 일이기 때문이다. 둘째 아이가 있다면 이때의 시행착오가 경험과 지혜가 될 수 있겠지만, 첫 아이의 육아란 부모도 아이도 행복과 우울함과 만감이 교차하는 혼돈의 터널이 되기도 한다. 온전한 한 사람이 되기란 힘든 일이지만, 그중에서도 엄마가 된다는 것은 난이도가 높은 일이다.

산모에 필요한 것은 균형 잡힌 식습관

젖먹이 엄마가 몸과 마음을 다스리는 법을 알지 못해서, 화가 치밀어 오르고, 답답함과 괴로움에 막히고, 자극적이고 기름진 음식을 먹으면, 젖꼭지로 흐르는 혈의 순환이 잘되지 않아 막혀서 젖이 나오지 않고, 젖으로 가는 혈의 열이 심해져 염증이 생긴다(乳子之母 不知調養 忿怒所逆 鬱悶所遏 厚味所養 以致厥陰之血不行 故竅閉而汁 不通 陽明之血沸騰 故熱甚而化膿).

_《동의보감》〈외형편〉권3 '유(乳)' 중에서

《동의보감》에서는 산후에 젖이 잘 나오지 않는 이유로 영양과 에너지가 충분한데 막힌 것과 영양과 에너지가 고갈된 경우로 나누어 설명하면서, 실한 경우는 소통시키고 허한 경우는 보한다고 말한다. 이전 어른들이 산모에게 잉어, 가물치 그리고 돼지족발을 고아서 먹인 경우는 허한 것을 보충해주기 위해서였을 것이다.

현대의 산모도 산후의 상태는 기본적으로 몸이 약해진 상태로 본다. 그래서 늘어난 관절과 인대를 회복시키고 자궁의 수축을 돕고 출산 과정을 통해 소모된 에너지를 회복시키고 혈의 순환을 돕는 것을 우선으로 한다.

그런데 앞서 말한 것처럼 소통이 잘 안 돼서 힘든 경우도 꽤 많다. 엄마란 역할의 낯섦과 주변의 상황에 따라서 산모의 감정이 균형을 잃기도 하고, 영양은 없고 입에만 맛있는 음식을 먹다 보면 순환을 방해하고 몸에 염증을 일으킬 수 있는 요인이 증가하기도 한다. 그리고 이런 잘못된 식습관의 이면에는 감정적 문제가 자리 잡고 있는 경우가 많다. 이런 경우라면 산후의 약해진 상태임을 감안해서 기의 소통을 돕는 치료와 주변의 지지를 통해 산모를 편하게 해주는 것이 우선 되어야 한다.

절대적인 배고픔에서 벗어난 지금의 산모들에게는 과도한 동물성 음식보다는 건강하고 균형 잡힌 좋은 음식의 섭취가 중요하고, 이와 함께 마음을 다독여줘서 엄마란 낯선 역할에 잘 적응할 수 있도록 돕는 것이 매우 필요하다.

좀 더 나은 사회란, 출산율이란 이름으로 아이를 낳으라고 독촉하는 것이 아니라 그 이후의 아이와 엄마의 삶까지 배려하는 사회일 것이다. 산모를 위해 따뜻한 소고기미역국을 끓이는 어머니의 마음으로 산모와 아이를 대한다면 좀 더 아이를 낳고 싶은 세상이 되지 않을까?

2부

여름

무성하고 활기찬 계절

기를 소통시키는 음식을 먹어라

¡○¡ 연잎수육

피서란 말 그대로 더위를 피해 바다나 계곡 등으로 여행을 떠나는 것을 뜻한다. 한여름 피서지 중 연꽃이 가득 피어 있는 호수도 사람들이 즐겨 찾는 장소다. 예쁜 꽃뿐만 아니라 쟁반같이 커다란 연잎을 보면 어렸을 적 보았던 동화책이나 만화영화가 떠오르곤 하는데, 연은 보기만 좋은 것이 아니라 몸에도 좋은 식물이다.

연은 뿌리줄기부터 잎과 꽃 그리고 씨앗에 이르기까지 모든 부위를 다양하게 이용할 수 있는 식재료다. 익힌 연근은 아삭한 식감과 함께 위장기능의 개선과 설사를 멎게 하는 효능이 있고, 연잎은 열을 내리고 습을 제거하는 효과와 함께 좋은 향으로 비장의 기운을 소통시켜 입맛을 돋우는 데 좋다.

연꽃은 마음을 안정시키고 몸을 가볍게 하며 얼굴을 늙지 않게 한

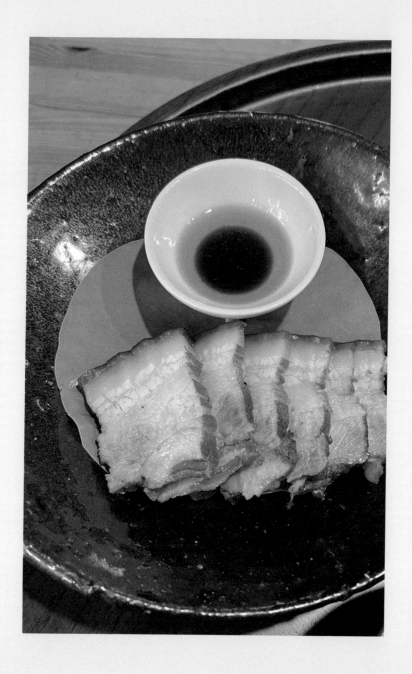

다고 기록되어 있고, 연의 씨앗인 연자육은 정신을 안정시키고 기력을 기른다고 했는데, 실제 실험에서도 치매예방에 효과가 있는 것으로 알려져 있다. 계절과 몸 상태에 맞게 연을 즐긴다면 몸과 마음의 건강을 관리하는 데 도움이 될 것이다.

🔳 재료

덩어리 돼지고기(통삼겹살 혹은 앞다리 사태) 1kg, 물 1L, , 연잎 1장(小), 된장 1큰술, 마늘 5쪽, 대파 1뿌리, 양파 1/2개, 통후추 1작은술, 생강 10g, 청주 1/2컵

🔍 만드는 법

1 1L의 물에 연잎 1장, 된장, 마늘, 대파, 양파, 통후추, 생강을 넣고 끓인다.
2 물이 끓기 시작하면 덩어리 돼지고기를 넣고 청주를 넓게 뿌려 넣는다.
3 뚜껑을 덮고 40분간 삶고 10분간 뜸을 들인다(젓가락으로 찔러보아 핏물이 올라오지 않으면 익은 것이다).
4 고기를 꺼내 잠시 식힌 후 한입 크기로 썰어 담아낸다.

나이가 들면서 하루하루가 쏜살같이 흘러가고 있음을 온몸으로 느끼며 산다. 그래서 매시간이 소중하고 잠깐의 시간이라도 허투루 쓰지 않으려고 노력하며 지낸다. 그 노력 중에 건강을 잃지 않으려는 노력이 가장 큰 비중을 차지하는 것 같다. 건강을 잃지 않으려는 노력 중에 무엇보다 힘쓰는 것은 치매라는 친하고 싶지 않은 단어로부터 나를 멀리 떼어놓는 것이다.

그러니 아침마다 눈을 뜨면 바로 차를 마시고, 중학교 1학년 시절에나 배웠을 외국어를 10분쯤 공부하고, 정해놓은 책 한 권을 가져다 소리 내서 한 페이지 읽는다. 가능하면 하루 중 어느 때라도 상관없이 잠시 시간을 만들어 손글씨도 한 페이지 정도 써본다. 어찌 생각하면 나 스스로 하늘이 무너질까 걱정하듯, 혹시라도 어느 순간 갑자기 나를 잃어버리고 나를 잊을까 하여 조급해하는 어설픈 몸짓이며, 안간힘을 쓰는 것인지도 모르겠다. 왜냐하면 치매로 고통받다 세상을 떠나신 시어머니와 가까이 보낸 10년을 훌쩍 넘는 세월이 있었기 때문이다.

정말 나는 치매에 대해 걱정을 넘어 큰 두려움을 가지고 지낸다. 책을 읽거나 글씨를 쓰는 것으로 치매에서 멀어질 수 있다면 얼마나 좋을까마는 그렇지 않으니 다른 노력도 해야 한다. 그 노력 중의 또 하나가 끼니를 거르지 않고 잘 챙겨 먹는 것이다. 거르지도 않지만 가능하면 좋은 음식을 찾아 먹는다.

머리는 맑아지고 내가 살아내는 시간들이 온전히 향기롭도록 기원을 담아 연잎을 한 장 뜯어다 돼지고기와 삶는다. 물 1L, 된장 1큰술, 마늘 5쪽… 재료 하나하나를 꼼꼼하게 챙기는 일도 책을 소리내어 읽는 일과 다르지 않다. 조리의 모든 동작이 모두 나를 잃지 않고 잊지 않으려는 안간힘이다.

조리가 끝난 연잎수육을 앞에 놓고 앉아 젓가락을 들기 전 나는 아직 내가 누구인지 잊지 않고 있음에 감사하는 마음부터 챙기며 안도한다.

치매가 두렵다면 몸과 감정과 정신을 적극적이고 효율적으로 움직여라

햇볕도 쬐고 바람도 쐬면서 걷게 하라

"망각한 자에게 복이 있나니, 자신의 실수조차 잊기 때문이다."

_ 니체

할머니를 마지막으로 본 것은 3년 정도 전이었다. 몸이 아파서 오긴 하지만 해가 갈수록 한의원에 오는 것 자체를 힘들어하셨다. 그러다 느닷없이 닥친 코로나 사태로 할머니의 내원은 중단되었다. 가끔 따님 에게 안부를 물으면 치매 증상이 조금씩 더 진행되고 있고, 고집은 더 욱 세어졌으며, 집 밖으로 나서려고를 안 해 걱정이라고 했다. 그럴 때 마다 살살 달래서 햇볕도 쬐고 바람도 쐬면서 집 앞이라도 걷게 하시 라고 당부했다.

얼마 전 따님이 조심스레 왕진이 가능한지 물었다. 할머니가 이전부 터 허리가 아프다가 요즘 들어 부쩍 더해져서 밤에 잠을 못 주무실 지경인데, 병원에 모시고 가려고 해도 꿈쩍도 안 하신다고. 오실 때마다 너무나 밝게 웃으시던 모습이 떠올라 다음 날 낮에 방문하기로 했다.

점심을 조금 일찍 서둘러 먹고 지도앱을 켜고 도착하니, 요양보호사분과 함께 계신다. 나를 알아보지 못하시고, 누구냐고, 자기는 아프지 않은데 왜 왔냐고 하시다가, 마침 걸려온 따님 전화에 역정을 내신다. 그래도 왔으니 "할머니 어디 아픈지 한번 보고 갈게요." 했더니, 또 아무렇지도 않게 허리가 아프시다고.

두 분께 번갈아가며 기본적인 사항을 체크하고 침을 놓는데, 여기도 아프고 저기도 아프다고 하셔서 가만히 손으로 굳은 근육을 풀어드리니 시원하다고 하신다. 벽에는 약간 긴장한 표정으로 조랑말을 타고 있는 할머니와 칠순을 맞아 곱게 한복을 입은 할머니가 걸려 있다. 내가 기억하는 밝게 웃으시던 그때의 모습으로.

내가 누구인지 모르게 되는 병

건망이란 일을 할 때 시작은 있으나 끝이 없고, 말에 앞뒤 분간이 없는 것이다. 이것은 병이지, 태어날 때부터 어리석어 사리 분별이 없는 것을 말하는 것이 아니다(戴氏曰 健忘者 爲事有始無終 言談不知首尾 此以爲病之名 非生成之愚頑不知人事者).

_《동의보감》〈내경편〉 권 1 '신(神)' 중에서

고도성장과 선진국 진입의 이면에는 초고령 사회라는 그림자가 드리워져 있다. 식민지시대와 한국전쟁을 겪고 산업화의 일꾼으로 열심히 살았더니 늙어버린 분들. 국가 발전의 수혜가 고루 미쳤으면 좋으련만, 거기서 밀려난 대다수의 노인들이 소진한 몸과 막연한 원망과 화를 품고 오래 그리고 자주 아픈 노후를 보낸다.

노화에 따른 질병 중 어르신들이 가장 피하고 싶은 것이 바로 치매癡呆다. 한자 '치癡'는 병을 의미하는 '疒'과 의심을 의미하는 '疑' 자로 구성된다. '의疑' 자는 한 사람이 지팡이를 든 채 고개를 갸웃거리는 모습, 즉 어디로 가야 할지 몰라 헤매는 모습에서 나온 글자라고 한다.

치매를 나타내는 영어단어 'Dementia'의 어원 역시 down을 의미하는 'de'와 mental을 나타내는 'ment' 그리고 병명에 사용되는 접미사 'ia'가 결합되어, '정신기능이 저하되는 질병'을 나타낸다. 동서양 모두 **내가 누구인지, 내가 어떤 삶을 살았고 앞으로 어떻게 될지 모르게 되는 병을 치매라고 본 것이다.**

《동의보감》에는 치매라는 병명은 등장하지 않지만, 정신기능에 관한 내용을 담고 있는 '신神' 부분의 '건망'에서 치매에 대한 인식을 찾아볼 수 있다. 우리가 잠시 깜빡하는 건망증과 달리 《동의보감》에서는 '어떤 일이 갑자기 생각이 안 나 심력을 다해도 떠오르지 않는 것'이라고 표현한다. 이렇게 볼 때 《동의보감》의 건망에는 기억을 점점 잃어가는 증상에 관한 내용이 포함된 것이 아닌가 하는 생각이 든다.

치매는 다양한 원인에 의해 뇌 기능의 손상이 일어나면서 발생하는 질환으로, 그중 절반 이상이 뇌세포의 퇴행성 변화에 의한 알츠하이머형 치매다. 그리고 알츠하이머형 치매 환자는 여성이 남성보다 2배 이상 많다.

여성 치매 환자가 더 많은 이유로는 여성의 평균수명이 남성보다 긴 것과 여성호르몬 등을 꼽는다. 뇌의 퇴행성 변화로 인한 질환인 만큼 오래 살수록 그 위험성이 높아지고, 폐경 이후 뇌신경세포에 대한 보호작용을 하는 여성호르몬이 부족해지면서 치매에 더 잘 걸리게 된다는 것이다.

나는 '기氣적인 존재'로서의 여성의 특징이 더해진다고 생각한다. 감정적인 부분에 보다 섬세하고 잘 반응하는 여성이 사회적으로 불리한 상황에 처하면서 받게 되는 감정적 스트레스가 기의 흐름에 문제를 일으키고, 이것이 뇌신경에 부정적 영향을 준다고 보는 것이다. 실제 우울증 환자의 비율만 봐도 여성이 남성보다 많고, 우울증과 그에 따른 약물의 복용은 치매의 위험성을 높인다.

노화는 직립 구조와 만성 염증에 초점을 두고 대비

그럼 어떻게 해야 할까?

우선 뇌의 노화가 전체적인 노화 현상의 일부라는 점을 생각해야 한다. 치매의 예방과 악화를 방지하기 위해서는 몸은 물론 감정과 정신이 빨리 늙지 않도록 해야 한다.

몸의 노화는 물리적으로는 바로 서는 직립의 구조가 무너지는 것과 신체 내부에서 발생하는 만성 염증에 초점을 두고 대비해야 한다. 감정적으로 가장 나쁜 것은 시큰둥함이라고 생각한다. 호기심을 잃고 오늘을 어제처럼 살고 내일에 대한 기대가 없는 것이 어쩌면 분노나 우울보다도 더 나쁠 수 있다. 정신에 있어서는 아주 조금씩이라도 더 깊어지거나 확장되면서 성장하는 기쁨을 놓치지 말아야 할 것이다.

이런 큰 흐름을 놓치지 않으면서 세부적인 부분을 살펴야 한다. 뇌에 좋다는 특정한 식품이나 약물은 작은 도움을 줄 수는 있어도 큰 흐름을 바꾸지는 못한다. 흐름의 변화는 내가 살아가는 일상의 삶에서 시작되기 마련이다.

공중보건의 시절 동네 할머니 두 분이 베드에 누워서 나누시던 대화가 아직도 기억난다.

"암은 두렵지 않아, 그냥 팍 죽어버리면 되니까. 하지만 치매는 절대 걸리지 말아야 혀. 나도 못할 짓이고 자식도 못할 짓이여."

치매가 두렵다면 몸과 감정과 정신을 적극적이고 효율적으로 움직여야 한다. 바르게 서고 걷고 달릴 수 있는 몸, 춤추는 감정 그리고 성장하는 정신을 놓치지 않아야 치매에 대한 두려움으로부터 조금 더 자유로워질 수 있을 것이다. 그러니 아무리 덥더라도 연꽃 구경도 하고 연으로 만든 음식도 먹는다면 몸속 기운이 좀 더 원활하게 순행하지 않을까?

전복으로 노화를 늦추자

|O| 구당전복조림

눈가의 주름은 세월의 흔적을 여실히 보여주는 증거다. 가는 세월을 되돌릴 수 없지만 미용을 떠나 건강하게 오래 살고 싶은 마음을 누구나 똑같은 것이다. 이렇게 기운도 북돋우고 피부에도 좋은 음식이 있다면 거절할 이유가 없다. 게다가 입맛을 다시게까지 한다면 금상첨화다.

전복은 아이들의 성장발육과 병후 체력회복에 좋은 식재료로 유명하다. 《동의보감》에는 전복의 살은 성질이 서늘하고 맛이 짜며 먹으면 눈이 밝아지는데, 무엇보다 맛이 좋다고 기록되어 있다.

전복과 굴 그리고 바지락 등은 한의학적으로 볼 때 간장과 신장 시스템의 기능에 이롭고, 기능 저하로 발생하는 필요 없는 열을 식혀주는 효과가 있어, 특히 중년 이후의 몸에 잘 어울리는 식재료다.

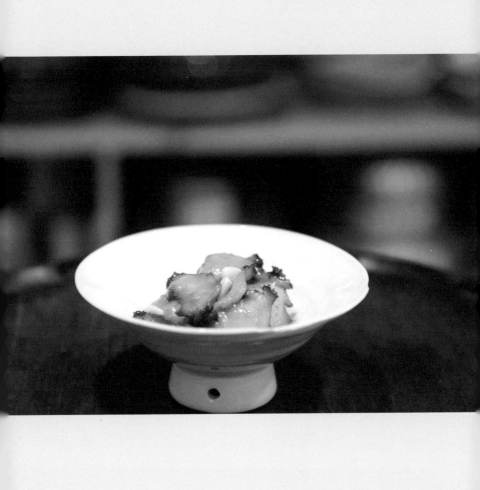

🥣 재료

전복살 200g, 들기름 1큰술, 약초간장 1큰술, 조청 1큰술, 청주 1큰술, 물녹말, 잣 혹은 통깨, 약초간장, 간장 2컵, 청주 1컵, 물 1컵, 구기자 20g, 당귀 10g, 물녹말, 감자전분 1/2작은술, 물 1큰술

🍳 만드는 법

1 약초간장 재료를 냄비에 넣고 끓인다.

2 간장이 끓기 시작하면 불을 최소로 줄이고 30분간 달인다.

3 간장을 체에 걸러 건더기는 버리고 간장만 병입해둔다.

4 전복은 솔로 문질러 씻어 껍질에서 분리한다(내장은 따로 떼어내서 죽을 끓이면 좋다).

5 전복의 살을 한입 크기로 저며 썬다.

6 냄비에 전복을 넣고 들기름에 달달 볶는다.

7 청주를 먼저 넣고 간장, 조청, 청주를 넣고 약한 불에서 조린다.

8 국물이 조금 남은 상태에서 물녹말을 넣고 다시 한 번 조린다.

9 그릇에 담고 잣이나 통깨를 얹는다.

구기자는 차로 마시거나 음식을 만들 때 자주 사용하는 내가 정말 좋아하는 약재이자 식재료다. 당귀는 담겨 있는 봉지를 열기만 해도 그 독특한 향이 나를 사로잡는다. 구기자와 당귀를 넣고 약초간장을 만든다. 전복을 조리는 데 사용할 간장이다.

전복을 손질하는 손길이 빨라진다. 맛이 그려지기 때문이다. 싱싱하게 살아 움직이는 전복을 껍질에서 분리하고 내장은 따로 갈무리해둔다. 전복의 내장은 초록색을 띠는 것이 암컷이고 노란색을 띠는 것이 수컷이다. 산란기에는 더욱 선명한 색을 띠지만 맛은 비슷하니 조림이 끝나면 식은 밥 한 공기와 함께 죽으로 끓일 것이다.

전복의 살은 칼이 지나가는 소리가 들리고 그 느낌이 온몸으로 전달될 만큼 그야말로 탱글탱글하다. 씹으면 오독오독 소리와 함께 어디에도 없는 식감이 느껴진다. 오래 익혀도 살이 풀어지는 법이 없다. 들기름에 볶아서 조리면 이번엔 쫀득쫀득하니 입에 착착 감긴다. 미역이나 다시마만 먹고 어찌 이리 자랐나 하는 생각이 든다. 생전복살의 미끈미끈한 점액성 탄력이나 익은 전복살의 쫀득함이 피부에 탄력을 주고 천연의 리프팅 효과를 줄 것이라 기대하며 전복을 조린다.

조림이 끝나고 흰밥에 한 점 올리고 입에 넣으니 구기자의 구수한 단맛과 당귀의 은은한 향이 더할 나위 없이 매력적이다. 짭조름하니 밥맛을 부른다. 자고 나면 몰라보게 좋아진 피부를 만나게 될 생각에 괜히 기분이 좋아진다.

항중력의 힘을 키우자

노화란 이름의 내리막길

40살은 장부와 경맥이 충만하고 안정적이지만, 피부는 탄력을 잃기 시작하고 몸은 조금씩 약해지고 머리는 희끗희끗해진다. 기혈이 안정적이고 요동치지 않으므로 앉는 것을 좋아한다(四十歲 五臟六腑 十二經脈 皆太盛以平定 腠理始疎 榮華漸落 髮鬢班白 氣血平盛而不搖 故好坐).

_《동의보감》〈내경편〉 권1 '신형(身形)' 중에서

물밑에서 서서히 진행되고 있는 일을 알아채기란 쉽지 않다. 변화에 능동적으로 대처하지 못하고 안주하다 위기를 맞는 '끓는 물 속 개구리 증후군'은 과학적으로는 오류일지 몰라도, 현실 속에서는 자주 일어난다.

노화도 마찬가지로, '아! 이전 같지 않구나.' 하는 감각은 어느 날 갑자기 선명해진다. 분명 이전부터 기미는 있었을 것이다. 애쓰면 무시할 수준이었을 뿐이다. 하지만 그럴 수 없는 순간이 오고야 만다. 부모님이 물려주신 유전자와 건강관리의 수준 그리고 나를 둘러싼 환경에 따라 차이는 있지만, 그날은 기어이 오고야 만다.

10대와 20대를 거치며 거침없이 상승하던 몸의 추진력은 30대가 되면서 서서히 감소하다가 완만한 정점을 찍는다. 그 후 일정 기간은 그동안 올라왔던 추진력의 관성으로 떨어지지 않고 일정 궤도를 유지하지만, 서서히 노화라는 블랙홀의 중력에 끌려 떨어지기 시작한다.

《동의보감》에서는 40대를 그 기점으로 삼았지만, 개인적으로는 자신의 '나이'를 세지 않겠다고 마음먹을 때부터라고 생각한다. 아이들은 기필코 한 살이라도 더 먹으려고 하고, 어른들은 어느 해부터 자신의 나이를 잊으려고 애쓴다.

주름은 몸의 리듬이 변했다는 증거이다

몸의 궤도가 내리막길에 접어들었다는 신호 중 하나가 바로 주름이다. 모든 피부가 탄력을 잃고 중력의 영향으로 처지지만, 가장 높이 그리고 늘 드러나는 얼굴의 주름은 감출 수 없는 노화의 증거처럼 여겨진다. 반면 탄력 있고 주름 없는 얼굴은 젊음과 미의 상징처럼 여겨진다. 또한 이런 얼굴은 현대 자본주의사회에서 고생을 안 한 얼굴, 즉 물질적 부유함의 표현이기도 하다.

그래서일까. 얼굴의 주름을 없애기 위한 다양한 방법들이 동원된다.

좋은 것을 피부에 양보하고, 독소로 마비시키고, 채워 넣고, 잡아서 끌어올린다. 하지만 이 모든 도전적 시도들은 잠시 시간을 벌어줄 뿐이다. 이 경기의 최종승자는 언제나 시간과 중력 그리고 각종 시술로 욕망을 부추기는 산업들이다.

온갖 물질들과 다양한 시술들로 주름 하나 없고 팽팽하고 표정을 짓지 못하는 얼굴을 포기하고, 보기 좋은 주름을 선택하는 방법도 있다. 시간을 멈추고 중력에서 벗어나진 못해도, 그 속도와 방향을 조정해서 멋지게 늙을 수는 있다.

바르고 안정적으로 서는 힘이 중요하다

노화에 따른 신체 변화를 막아보려는 노력은 현대인만큼이나 옛사람들도 치열했다. 깊이 그리고 집요하게 관찰했고 그 결과를 바탕으로 다양한 방법을 시도했다. 그중에 당시의 세계관과 부합하고, 합리적이고, 실제 효과가 있는 것이 기록되고 전해졌다. 이 과정에서 효과가 있는 처방도 개발되었다. 하지만 이 관찰과 연구의 결과인 산물은 결국 몸을 움직이는 법, 숨 쉬는 법, 먹는 음식과 같은 일상의 것들이었다.

이 중 몸을 움직이는 법인 운동에서 우리가 원하는 답에 대한 힌트를 얻을 수 있다. 동양의 전통적인 운동이 강조하는 것은 유연함과 바르고 안정적으로 서는 힘이다. 나이가 들면서 몸이 뻣뻣해지고 직립의 구조가 무너지는 것을 보면서, 그것을 막을 수 있다면 좋은 신체기능을 유지할 수 있다고 봤다.

다양한 운동법 중에서도 직립의 힘을 키우는 동작들이 중력을 이겨 내는 힘을 키우는 데 효과적이다. 태극권이나 국선도와 같은 전통적인 동양의 운동이나 요가와 필라테스 등이 대표적이다. 가장 간단한 운동으로는 참장도 있다. 이 외에도 흔히 코어근육을 강화한다고 일컬어지는 다양한 운동에는 직립의 힘, 즉 항중력의 힘을 키우는 데 효과적인 동작들이 포함되어 있다.

주름을 막기 위해 항중력의 힘을 키우자

주름의 발생을 줄이고 싶다면 기본적인 유산소 운동과 함께 위에서 예로 든 항중력의 힘을 키우는 운동을 꾸준히 하는 것이 좋다. 주름을 떠나서도 두 다리로 곧게 설 수 있는 힘을 유지하는 것은 좋은 건강을 유지하는 데 필수요건이다. 세포 수준에서도 몸 전체에서도 좋은 구조는 좋은 기능과 불가분의 관계이기 때문이다. 젊어서 시작하면 더욱 좋겠지만, 구조적 약화가 본격적으로 시작되는 40대가 되면 더는 미루지 말고 시작해야 한다. 이런 운동과 함께 중년 이후의 몸에 잘 어울리고 맛도 좋은 전복 같은 음식으로 기분을 전환하는 것도 도움이 될 것이다.

사람의 주름은 나무의 나이테와 같다. 내가 어떤 표정을 지으면 살아왔는가가 주름을 통해 나타난다. 그 흔적들을 지워서 나와 남을 속이기보다는, 긍정적으로 받아들이는 것이 더 중요하다. 긍정적인 수용은 주름살의 결을 부드럽게 만들고 나를 바라보는 사람들의 표정을 바꿔줄 것이다.

차로 기의 흐름을 다스려라

⫷⊙⫸ 보이차

한국인은 커피 사랑은 이제 세계적인 수준이다. 그런데 그렇지 않아도 바쁜 도시의 생활에서 커피는 각성효과로 우리를 더욱 숨차게 만든다. 이럴 때 우리의 마음을 진정시키고 기의 흐름을 완만하게 만드는 것이 바로 차다.

산삼, 산양삼, 홍삼, 건삼, 수삼 등등, 생장환경과 가공방식에 따라 이름이 다르고 효능에 차이가 있어도 그 본질은 삼이다. 차도 마찬가지다. 홍차, 보이차, 백차, 덖음차, 녹차 등, 그 이름과 맛과 마셨을 때 몸의 반응은 조금씩 달라도 그 본질은 차나무의 잎이다. 차는 열을 내리고 소변을 잘 나가게 하며 소화를 돕는 효능이 있다고 기록되어 있다.

커피에도 차에도 모두 카페인이 함유되어 있어서 각성작용을 일으키지만, 커피가 흐름을 위로 올려서 깨운다면, 차는 흐름을 아래로 내

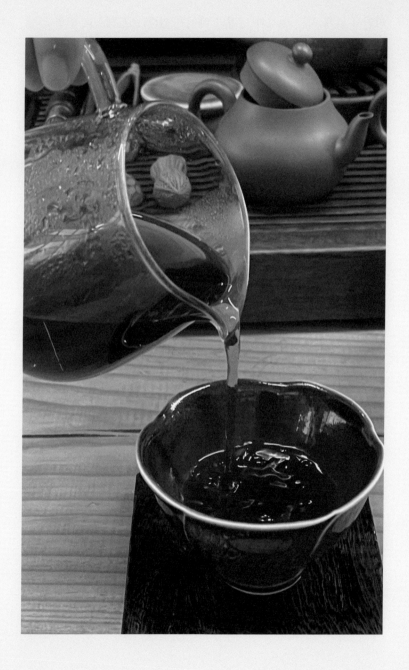

리면서 맑게 하는 열정과 냉정의 차이가 있다. 스트레스로 인한 긴장으로 늘 가슴과 머리로 흐름이 몰린 현대인들에게 좋은 차 한 잔은 무엇보다 좋은 약이 될 수 있다.

🧺 재료

물 1L, 좋아하는 보이차 3g, 자사호, 찻잔

🔍 만드는 법

1 물을 끓인다.
2 3g의 차를 자사호에 넣는다.
3 끓인 물을 차에 부은 뒤 5~6초 후에 버린다.
4 다시 불을 붓고 20초 정도 우린 다음 마신다.
5 맑은 물이 나올 때까지 여러 번 우려 마신다.
6 사용한 다기는 뜨거운 물로 충분히 헹군 후 마른 수건으로 닦아 말려둔다.

일상이 너무 숨차서 한 템포 쉬어가고 싶을 때가 있다. 기본적으로는 적당히 피곤하게 일하는 걸 좋아하지만 과한 노동이 주는 무게감으로 숨쉬기도 힘들 때가 있다. 여행만으로 나의 삶을 채우고 싶을 만큼 낯선 곳을 운전하고 다니는 걸 즐기지만, 노동으로 지쳐 돌아오는 길엔 동굴을 파고 들어가 칩거하고 싶어지기도 한다. 거리를 헤매고 다니니 탁한 공기를 거부하느라 길고 느긋한 호흡은 부자연스럽다. 사람을 좋아하니 북적거리며 음식을 나누다가도 어느 순간 질식할 것 같은 순간을 맞기도 하다.

일이나 운전, 사람들에 빠져 있다가 갑작스레 질식할 것 같은 순간, 그때 필요한 것이 바로 차다. 다양한 차들이 도움이 되지만 보이차를 마시면 좋다. 첫 잔에 느낌이 오기도 하지만 한 잔 두 잔 마시는 동안 몸이 따뜻해지고 코끝이 촉촉해지면서 잔뜩 긴장하고 있던 몸이 이완된다. 답답했던 호흡에서 벗어나 숨쉬기가 편해진다. 그래서 차를 마신다.

호흡도 근력을 기르듯 길들여야 한다

숨쉬기 운동만 잘해도 건강해진다

사람에게는 '기'가 최우선이고, 호흡보다 먼저인 것은 없다. 눈과 귀
그리고 코와 혀와 뇌의 기능은 모두 '기'의 작용에 의한 것이다. 이
'기'의 작용이 없다면 보고 듣고 냄새 맡고 맛보고 느끼고 생각하는
것 모두 불가능하다(凡人唯氣最先 莫先於呼吸 眼耳鼻舌意 皆由是氣
非是氣 則色聲香味觸法 都不知覺).

_《동의보감》〈내경편〉 권1 '기(氣)' 중에서

"폐에는 아무 이상이 없다는데 자꾸 한숨이 나오고 오르막이나 좀
빨리 걸으면 숨이 차서 힘들어요."
"아이가 지하철을 타고 가다 갑자기 호흡곤란이 오고 어지러워서
쓰러졌어요."

진료와 운동법 지도 중에 많은 사람이 제대로 숨을 쉬지 못하고 있

다는 사실을 발견한다. 대부분 사람이 너무 얕고 짧게 숨을 쉰다. 그런데 숨을 쉰다는 일은 너무도 당연해서 여기에 관심을 갖는 사람은 드물다. 좋은 음식을 먹고 건강보조식품을 챙겨 먹고 운동을 하는 사람도 숨은 그냥 쉬어지는 것이라고 여기는 경우가 많다. 하지만 물고기가 물을 떠나서 살 수 없듯 인간에게 호흡은 생각보다 훨씬 더 중요하다. 환자들에게 농담처럼 말하지만, 숨쉬기 운동만 잘해도 건강에 큰 도움이 된다.

몸속 산소농도를 일정하게 유지할 필요성이 있다

호흡은 어떤 의미일까?

대부분이 산소를 들이마시고 이산화탄소를 배출하는 것이라고 말할 것이다. 그럼 왜 산소가 필요하고 이산화탄소를 내보내는 것일까? 그것은 우리 세포가 산소를 이용해서 에너지를 생산하고 그 결과물로 이산화탄소를 내놓는 시스템을 갖고 있기 때문이다. 세포 또한 폐처럼 숨을 쉰다.

산소가 없으면 세포는 에너지를 만들지 못하고, 에너지가 없으면 기관은 정지되고 사망에 이른다. 숨을 못 쉬면 죽은 이유다. 우리가 산소를 이용한 에너지 생산체계를 갖춘 생물로 진화했기 때문에 호흡은 생명 유지에 필수적이다. 그래서 우리 몸은 의식하지 않아도 숨을 쉬도록 자동으로 작동한다. 어쩌면 외계 생물체 중에는 산소가 아닌 다른 원료를 이용해서 에너지를 만드는 존재가 있을지도 모른다. 그리고 이들이 지구에 오지 못하는 이유는 대기 중의 풍부한 산소 때문일 수도 있다.

몸속의 산소농도를 일정하게 유지하는 것은 매우 중요한데, 마치 난로의 공기구멍을 여닫아 화력을 조절하는 것과 같다. 산소가 부족하면 불완전연소가 일어나는 것처럼, 호흡이 부족하면 충분한 대사가 이루어지지 않는다. 대사증후군을 치료할 때 음식과 운동의 중요성을 강조하는데, 그 본질은 연료의 질과 그것을 태우는 데 필요한 산소라고 말할 수 있다.

운동으로 발달하는 근육이 중요한 이유 중의 하나는 근육세포 속에 산소를 이용해 에너지를 만드는 세포 내 발전소인 미토콘드리아가 가장 많기 때문이다. 나이가 들면서 근육이 줄어들면, 서고 걷기가 힘들고 관절의 통증과 변형이 일어나는 것뿐만 아니라, 에너지의 생산능력 자체가 떨어지게 된다. 겉으로 드러난 몸뿐만 아니라 보이지 않는 세포 수준에서부터 기능이 약화되는 것이다. 적절한 운동과 숨을 잘 쉬는 것은 대사율을 조절해서 좋은 건강을 오래 유지하는 데 도움을 준다.

제대로 숨을 쉬지 못하는 현대인

호흡이 갖는 또 하나의 의미는 물리적 압력의 이동에 있다. 숨은 단순히 폐가 주관하는 것이 아니다. 횡격막을 포함한 주변의 근육들이 숨을 들이쉬고 내쉬는 과정에 관여하고, 이에 따라 몸통 속에서는 호흡의 리듬에 맞춰 압력의 이동이 일어난다. 이 흐름은 마사지를 하듯 내장기들에 부드러운 물리적 자극을 주고, 체액의 흐름을 활성화하는 효과를 낸다. 동양의 전통적인 건강법에서 아랫배까지 호흡의 압력이 이동하는 방식(흔히 단전호흡이라고 부른다)을 강조하는 것은 이 때문이다.

숨을 제대로 쉬는 일이 이렇게 중요함에도 많은 현대인이 제대로 호흡을 하지 못하고 숨찬 상태로 산다. 스트레스로 인한 긴장을 풀어내지 못해 어깨와 목이 뭉치고 호흡에 관여하는 근육들도 굳어서 충분히 숨을 쉬지 못한다. 운동할 시간이 없어서 심폐기능은 저하된다. 여기에 일 년 내내 미세먼지와 각종 유해 물질에 노출된 폐의 손상은 오래 살수록 차곡차곡 쌓인다. 코로나 시대가 가져온 마스크는 호흡량을 감소시킨다. 여기에 스마트폰이 가져온 거북목으로 대표되는 구부정한 자세 또한 영향을 준다. 현대인은 의식적으로 노력하지 않으면 제대로 숨을 쉰다는 것이 거의 불가능한 환경 속에서 살고 있다.

감정과 생각 그리고 근육이 그렇듯 호흡 또한 잘 길들이기 위해 노력해야 한다. 답은 늘 문제 속에 있다. 위에 언급한 좋은 호흡을 방해하는 요소 중에 자신에게 해당하는 부분을 찾아 개선하고, 내게 필요한 호흡의 기법을 익혀야 한다. 숨만 잘 쉬어도 절반은 먹고 들어간다. 여기에 기의 흐름을 돕는 차 한 잔의 여유가 더해지면 더욱 좋을 것이다.

기의 흐름이 막히고 체했을 때

원인이 되는 울체를 풀어라

⚬ 된장차

한여름의 힘든 것은 습한 공기와 숨 막힐 듯한 더위 때문이다. 이렇게 공기의 흐름이 좋지 않은 것이 불쾌하게 느껴지듯이 우리 몸도 기의 흐름이 원활하지 않으면 병이 생기기 마련이다. 그 원인이 되는 울체를 풀어야 하는데, 이른바 소울푸드를 먹는 것도 심신의 안정에 도움이 된다. 그중 하나가 바로 된장이다.

메주에 소금물을 부었다가 건져낸 고체를 치대서 다시 발효시킨 것을 된장이라고 부른다. 3년 정도 숙성된 된장은 찌를 듯한 짠맛은 사라지고 구수하고 감칠맛이 좋아서 국이나 찌개뿐 아니라 무침, 조림, 쌈 등에 두루 사용된다.

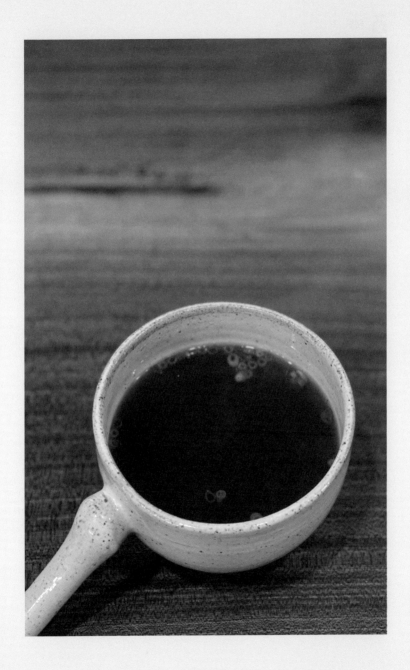

⚖ 재료

멸치육수(혹은 물) 3컵, 된장 1큰술, 실파 1뿌리(생략 가능)

🔍 만드는 법

1 냄비에 육수를 넣고 불에 올린다.
2 된장을 육수에 푼다.
3 물이 끓기 시작하면 불을 줄이고 10분 이상 더 끓인다.
4 실파를 송송 썰어 그릇에 담은 후 끓인 된장물을 부어 마신다.

제철 채소·과일식으로 건강을 지키는 **맛있는 음식보감**

덥고 습한 여름의 정중앙이다. 어쩌면 이미 나의 몸은 기의 흐름이 막혀서 습(濕)이 쌓이고, 그로 인해 열도 발생해 혈의 흐름이 정체된 영향으로 콱 막혀 있었나 보다. 그러니 체했을 것이다. 까짓 냉장고 고장이 뭐 별거라고, 그리고 뭐 강의 부탁하는 사람들의 갑질쯤 먼지 털 듯 가볍게 털 수 있는 내공도 쌓였을 시간이고, 같이 일하는 사람들의 자잘한 실수 등으로 마음이 불편해 체할 수는 없을 것이다. 그렇게 마치 여름이라서 내가 체한 것인 양 여름에게 모든 책임을 전가하면서 약을 먹고 잠을 잤지만 나아지지 않았다.

머리도 살짝 아프고 몸도 평소보다 무거운 느낌이다. 남은 냉장고 정리를 해야 하고 AS도 받아야 하지만 영 몸이 말을 듣지 않는다. 생각해보면 언제나 그랬다. 나는 소화가 안 되면 두통이 따라오고 두통이 시작되면 온몸이 다 막힌 것 같은 느낌으로 살기 싫어질 만큼 고통스러워졌었다. 그래서 두려우니 공연히 남편에게 짜증을 내게 된다. 그러다 김치냉장고를 뒤져 며칠 전 마련해둔 멸치육수를 꺼낸다. 냄비를 찾아 육수를 붓고 된장을 한 스푼 넣어 불에 올린다.

된장물이 끓기 시작하면서 집안 가득 된장국 냄새가 퍼진다. 맛보지 않아도 이미 맛있을 것이다. 먹지 않아도 맛있는 음식이 주는 위안을 얻는 시간이다. 오래 끓이지 않아도 되지만 우리 된장은 충분히 끓였을 때에야 비로소 더 부드럽게 구수하므로 불을 줄이고 조금 더 기다린다. 기다리는 동안 된장이 끓는 냄새는 코를 통해 내 몸 안에서 오장육부를 자극하고 들쑤시며 깨우니 벌써 막힌 곳이 뚫리고 머리가 가벼워지는 느낌이다. 그러는 사이 마음을 사납게 만들던 것들도 사라지고 나는 유순해져 엄마가 차리는 밥을 기다리는 아이처럼 된다. 조금 큰 컵에 다 끓여진 된장물을 넉넉히 담아 식탁에 앉는다. 따뜻한 컵을 두 손으로 감싸 안으니 전해진 손의 온기가 위장까지 도달하는 기분이다. 후루룩, 한 입 들이키는 순간 나의 몸과 마음은 잘 소통되던 이전의 나로 돌아와 있었다.

모든 병은 체하는 것에서 시작한다

통하면 아프지 않고, 통하지 않으면 아프다

기의 흐름이 막히면 습이 쌓이고, 습이 쌓이면 열이 발생한다. 열이
몰리면 담이 생기고, 담이 쌓이면 혈의 흐름이 정체된다. 혈의 흐름
이 막히면 먹은 것이 소화되지 않고, 이런 상태가 지속되면 몸속에
덩어리가 생긴다. 이 여섯 가지가 서로 원인이 되어 병을 만든다(氣
鬱而濕滯 濕滯而成熱 熱鬱而成痰 痰滯而血不行 血滯而食不消化 而遂
成痞塊 此六者相因而爲病也).

_《동의보감》〈잡병편〉 권6 '적취(積聚)' 중에서

"점심을 급하게 먹었더니 체했나 봐요. 명치가 꽉 막힌 듯 답답하고
어지럽고 식은땀이 나요."

"등에 담이 결렸나 봐요. 아침부터 아프더니 이제 목도 잘 안 돌아
가요."

"생리통이 너무 심해서 진통제를 먹었는데도 견딜 수가 없어요."

한의원에는 정말 다양한 증상을 가진 사람들이 오는데, 하루에 꼭 한 명 정도는 위의 불편함을 호소하는 환자를 만난다. 그중 대부분의 환자가 침치료를 원하는데, 경험적으로 알거나 주변에서 이런 증상에 침을 맞으면 좋다는 이야기를 들었기 때문이다. 한의학에서는 '통하면 아프지 않고, 통하지 않으면 아프다通則不痛 不通則痛'고 하는데, 막힌 흐름을 통하게 하는 데 침이 효과적인 것을 환자들도 아는 것이다. 이때 같은 증상이라도 병의 뿌리가 깊지 않고 갑자기 생겼다면 침으로 잘 풀리고, 만성화되거나 겉으로 드러난 증상이 다른 병의 표현인 경우는 그 이유를 찾아서 치료한다.

한의학에서 인간의 몸은 외부 환경과 소통하는 개방형 시스템이자 쉼 없이 변화하고 흐르는 역동적인 순환시스템이다. 우리가 먹고 숨 쉬는 음식과 공기 그리고 자극과 기후변화에 맞춰 흐름을 조정해서 내부 항상성을 잘 유지하면 건강하고, 흐름에 문제가 생겨 더 이상 일정한 균형을 유지할 수 없게 되면 병이 난다. 한의학 치료에서 '기'의 생성과 움직임을 중시하는 것은 바로 이 '기'가 내부흐름을 조절하는 데 가장 핵심적인 역할을 하기 때문이다.

기가 막히면 열이 부메랑이 되어 돌아온다

이제 앞서 인용한 동의보감의 구절을 살펴본다. 기氣의 흐름이 울체되면서 생긴 문제는 점점 습濕-열熱-담痰-혈血-식食과 비괴痞塊의

문제로 진행되는데, 이 여섯 가지가 서로 원인이 되어 병을 만든다고
했다.

먼저 이것을 순차적으로 풀어보면 어떤 원인에 의해 기의 흐름이
막히는 기울氣鬱의 상태가 발생하면, 순환이 떨어지면서 몸속에 습이
쌓이게 된다. 우리 몸은 어떻게든 여기서 벗어나기 위해 순환시스템에
과부하를 거는데 이때 열이 발생한다. 염증이 생기면 붓고 열이 나는
것을 생각하면 쉬울 것이다.

여기서 문제가 해소되면 좋은데, 부단히 애를 쓰는데도 기의 흐름
이 원활치 않으면 이때 발생한 열은 부메랑이 되어 돌아온다. 마치 잼
을 만들어지는 것처럼 체액이 좀 끈끈한 형태로 변화하게 된다. 이것
을 담이라고 표현했다. 요즘 말로 하면 염증으로 대표되는 산화적 스
트레스에 의한 손상으로 생긴 물질들이 다 처리되지 못하고 몸속에 쌓
이는 상태라고 할 수 있을 것이다.

이렇게 생긴 보다 유형화된 물질은 혈액의 순환까지 방해하게 되
고, 이로 인해 몸속 장기들은 제 기능을 다하지 못하게 된다. 외부에서
들어온 물질을 내 것으로 완벽하게 소화시키지 못하는 상황이 발생하
고, 이러한 상황이 오래 지속되면 적취積聚라고 표현하는 유형의 덩어
리가 몸속에 생기게 된다. 양성과 악성의 차이는 있겠으나 각종 종양
의 발생은 이렇게 설명될 수 있다.

건강관리의 핵심은 몸이 애쓰는 것을 도와주는 것이다

그런데 서로 원인이 되어 병을 만든다고 했으니, 실제 병이 생기는 것은 이렇게 순차적으로 발생하는 것이 아니다. 여름철 무더위처럼 습열이 증가해서 병이 나기도 하고, 크게 다쳐서 생긴 어혈이나 상하거나 과한 음식이 병의 원인이 될 수도 있다. 어떤 이유에서건 시작된 악순환이 풀리지 않으면 결국 점점 더 중한 병으로 진행되고 만다. 이 악순환의 흐름을 끊고 좋은 흐름을 회복하면 건강을 회복할 수 있다.

이와 같은 흐름에서 주목해야 할 것은 크게 두 가지다.

하나는 손에 잡히는 형태가 없는 기의 흐름이 습열 - 담 - 혈 - 적취와 같은 유형의 상태와 직접적인 관련이 있다는 점이다. 그래서 병을 치료할 때도 기의 흐름을 순조롭게 하는 것을 최우선으로 하고 화를 내리고 담과 적취를 제거하는 것을 그 정도에 맞게 한다고 했다.

두 번째는 병을 만드는 흐름이 실제로는 우리 몸이 스스로 문제를 부단히 해결하기 위해 노력한 결과라는 것이다. 병이지만 그 과정은 생리적이다. 지금 이 순간에도 인체는 이런 노력을 하고 있을 것이다.

그 노력이 성공하면 건강하고 실패하면 병이 날 뿐이다. 만약 우리가 이런 눈물겨운 노력을 좀 알아주고 도와준다면 더 효과적으로 문제를 해결할 수 있을 것이다. 건강관리의 핵심은 뭔가 특별한 것을 하는 것이 아니라, 내 몸을 알아주고 애쓰는 것을 도와주는 것이다.

사람이건 사회건 병이 나거나 문제가 생기면 겉으로 드러난 것을 없애는 데만 초점을 맞추기 쉽다. 물론 잘못된 방법은 아니다. 이러한 접근은 드러난 병을 제외한 모든 것들이 건강하다면 가장 효과적인 치료법이다. 하지만 먹는 것이 체하고, 담이 결리고, 생리통이 있고, 종양이 생기는 것이 몸속 흐름의 악순환에 뿌리를 두고 있다면 잠깐 겉의 증상을 걷어내는 데서 그쳐서는 안 된다.

악순환의 원인을 찾고 그로 인해 발생한 문제들과 무너진 흐름을 회복시킬 수 있을 때 진정한 회복이 가능하다. 그리고 모든 회복은 울체된 것을 푸는 것에서부터 시작한다. 그것을 찾고 풀기 위해 구수한 된장차 한 잔을 하며 내 몸에 대해 알아보는 시간을 가지는 것은 어떨까?

땀을 내서 몸 안의 습기를 내보내라

|○| 매운 닭곰탕

건강을 위해 다이어트하는 사람도, 야식의 유혹을 뿌리치지 못한 사람도 누구나 좋아하는 음식이 있다. 바로 닭이다. 특히 한여름 복날이 되면 삼계탕이든 치킨이든 먹지 않고 넘길 수 없는 것이 바로 한국인이다.

《동의보감》에 누런 암탉은 오장의 기능을 개선하고 골수와 정을 보며 양기를 북돋고 소장을 따뜻하게 하는 효능이 있다고 소개되어 있다. 현대인은 근육을 만들고 노화에 따른 소화력 저하로 단백질을 선호하지만, 옛사람들에게 양질의 단백질은 생존과 좋은 건강을 유지하는 데 꼭 필요한 귀한 식재료였다.

닭으로 음식을 할 때는 채 크지도 못한 병아리에 가까운 어린 닭이

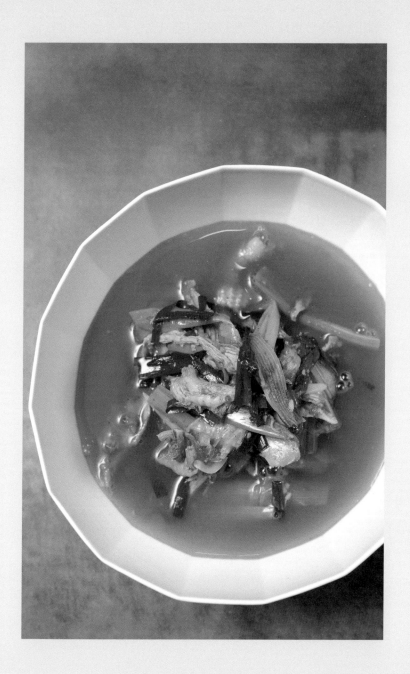

아닌, 충분히 큰 어른 닭을 써야 본연의 맛과 영양을 얻을 수 있다.

🔩 재료

토종닭 1마리(1.3kg 정도), 물 4L, 닭고기 양념, 간장 2큰술, 고춧가루 2큰술, 후추 약간, 들기름 1큰술, 다진 마늘 4큰술, 대파 4뿌리, 부추 200g, 소금 약간

🔍 만드는 법

1 닭은 깨끗하게 씻어 준비한다.
2 큰 솥에 닭을 넣고 물 4L를 붓고 센 불로 끓인다.
3 물이 끓기 시작하면 약불로 줄이고 45분간 더 끓인다.
4 불을 끄고 닭을 건져 내서 살만 바른다.
5 살을 발라내고 남은 뼈를 닭 삶은 국물에 넣고 다시 30분간 더 끓인다.
6 닭뼈를 넣고 끓이는 동안 대파를 다듬어 씻어 길이로 반을 갈라 5cm 길이로 잘라 놓는다.
7 부추는 다듬어 씻어 5cm 길이로 썰어 놓는다.
8 발라 놓은 닭살을 닭고기 양념으로 무쳐 놓는다.
9 뼈를 건져내고 준비한 닭고기, 대파, 부추를 넣고 다시 한 번 끓인다.
10 모자라는 간을 소금으로 한 후 그릇에 담아낸다.

제철 채소·과일식으로 건강을 지키는 **맛있는 음식보감**

매일 비가 오는 것은 아니지만 요즘은 연일 흐리거나 오락가락하는 비로 마치 내가 동남아의 어느 도시에 머무는 것 같은 느낌이 든다. 이런 날들이 계속되니 집안 곳곳이 꿉꿉한 것은 물론이고 내 몸은 천 근이라도 되는 양 힘이 들고 만사에 의욕이 떨어져 하루하루 살아내기가 힘이 들기만 하다. 예전에 할머니가 온몸이 물먹은 솜 같다고 하신 말씀을 이해하는 나이가 되었나 보다.

밥맛도 없지만 먹은 음식의 소화도 잘 안 되고 어쩌면 탈이 나는 것은 아닐지 매일매일이 아슬아슬하여 위태롭기만 하다. 가만히 앉아 있어도 온몸의 땀구멍을 통해 끈적끈적하니 기분 나쁜 땀이 흐른다. 어서 이런 시간이 지나고 쨍한 날씨가 집안과 내 몸 구석구석에 쌓인 습을 날려줬으면 좋겠다. 뽀송뽀송해지고 싶다.

차라리 움직이는 게 나을 것 같다. 불 앞에 서기도 싫지만 뭔가 기운을 낼 음식을 해 먹어야 할 것 같다. 곧 복날이니 닭을 한 마리 산다. 말끔히 씻고 충분히 물을 부어 폭 삶는다. 닭 다리의 살이 뼈에서 분리되면 익은 것이니 꺼내 살과 뼈를 분리한다. 뼈를 다시 닭국물에 넣고 한 번 더 폭 끓인다. 그 사이 대파와 부추를 준비하고 발라놓은 닭살에 밑간을 해놓는다. 국물이 충분히 우러나면 뼈를 건져내고 준비해둔 닭살과 대파, 부추를 넣고 다시 한 번 끓인다. 간이 모자라면 소금으로 채운다.

큰 그릇에 담아 앞에 놓고 앉아 먹으니 처음엔 얼큰하고 차츰 달다. 대파와 부추의 맛과 향도 좋다. 몇 숟가락 먹지 않아 콧등에 땀방울이 맺힌다. 그릇을 비울 때쯤엔 마치 운동을 하고 난 뒤의 느낌처럼 개운하다. 모르긴 해도 몸속이 약간은 뽀송뽀송해진 느낌이 든다. 대파나 부추만으로도 맛은 물론 몸을 가볍게 하는 데 모자람이 없이 충분하다.

여름을 건강하게 나려면
얼죽아와 치맥의 유혹을 이겨야 한다

기후는 사람의 몸과 감정에 영향을 준다

습기가 차는 것을 우리는 알지 못한다. 바람과 추위와 더위는 사납게 사람을 해치기 때문에 바로 알지만, 슬금슬금 차오르는 습기는 알지 못하는 경우가 많다. 밖에서 들어오는 습기는 장마철의 울열, 자연의 증기, 비를 맞고 돌아다니는 것, 땀에 젖은 옷과 같은 것으로, 이로 인해 허리와 다리가 붓고 아픈 증상이 많이 생긴다. 속에서 생기는 습은 날것과 찬 것, 술과 밀가루 음식을 자주 먹어 소화기의 기능이 정체되어 습열이 생기는 것으로, 주로 위장에 탈이 많이 난다. 서북지방의 사람들은 속에서 생긴 습이 많고, 동남지방의 사람들은 외부에서 들어오는 습이 많다(濕氣侵 人不覺 風寒暑暴傷人便覺 濕氣熏襲 人多不覺 其自外而入者 長夏鬱熱 山澤蒸氣 冒雨行濕 汗透沾衣 多腰脚腫痛 其自內得者 生冷酒麵滯脾 生濕鬱熱 多肚腹腫脹 西北人多內濕 東南人多外濕).

점심을 먹고 지하실에 운동하러 내려간다. 시멘트가 뿜어내는 서늘함과 지하의 눅눅함은 매번 묘한 위화감이 든다. 동작을 멈춘 제습기는 물통을 비워주면 "윙~" 하는 소리와 함께 공기 중의 습기를 열심히 빨아들이지만, 지하실 공기를 뽀송뽀송하게 만들기에는 그 힘이 턱없이 부족하다. 뻑뻑해진 바닥에서 다치지 않게 신경 써가며 몸을 움직이다 보면 어느새 땀이 차올라, 마치 얼음물을 담고 있는 유리컵이 된 것 같은 느낌이 든다. 바야흐로 덥고 습한 반도의 한여름 속으로 들어온 것이다.

우리나라의 여름이 힘든 이유는 기온이 높아서이기도 하지만 무엇보다 높은 습도 때문이다. 고온다습한 북태평양 기단의 영향 속에서 그냥 더운 것이 아니라 마치 비닐하우스에 들어간 것처럼 숨이 턱턱 막히고, 밤에도 열기가 식지 않는 열대야가 발생한다. 더위와 밤새 뒤척임에 지친 몸과 마음은 예민해지고 작은 일에도 짜증이 나기 십상이다. 뉴스에서 날씨와 함께 내일의 불쾌지수를 알려주는 것은 우산만 챙기지 말고 마음도 잘 챙기라는 일종의 경고다.

알프스의 만년설이 사라질 정도로 진행된 지구온난화도 마음을 무겁게 한다. 찜통더위가 기승을 부리면 에어컨이 더 돌아가고, 전력소모가 많아지면 탄소배출량도 늘 수밖에 없다. 무더위의 한복판에서 더 뜨거워진 지구를 생각하니 숨이 답답해지고 머리가 뜨거워진다. 반도의 한여름은 몸도 마음도 참으로 난감한 계절이다.

한의학에서는 기후변화를 풍한서습조화風寒暑濕燥火, 육기六氣로 구분하고, 자연의 기후가 사람의 건강에 영향을 준다고 본다. 사람과 자연이 서로 통한다는 의미의 천인상응天人相應과 같은 단어가 아니더라고, 기후가 사람의 몸과 감정에 영향을 주는 것은 지극히 상식적인 일이다.

날씨의 변화에 잘 적응해서 몸이 내부의 항상성을 잘 유지한다면 폭풍우가 몰아쳐도 문제없다. 문제는 외부의 변화에 내부의 질서가 깨질 때 발생한다. 자연의 변화에 사람이 적응하지 못해서 병이 날 때 육기六氣는 육음六淫이 된다. 어제의 아군이 오늘의 적군이 되고, 그때는 맞고 지금은 틀린 것이 되는 것이다.

날씨 중 문제가 많은 것은 바로 습이다

날씨 변화 중에 감지하기 어렵고 현대인들에게 많은 문제를 일으키는 것이 바로 습濕이다. 앞의 인용에서도 몸에 습이 차는 것을 알아차리기 어렵다고 한 것처럼, 슬금슬금, 부지불식간에 들어와 건강에 문제를 일으킨다. 여름이 되면서 몸이 붓고 지낼 만하던 관절이 아파지는 사람들이 증가하는 것이 대표적인 경우다.

기온의 상승으로 결합조직들이 조금 느슨해지는데 이로 인해 혈압도 조금 떨어지고 전체적인 체액의 순환이 정체되게 된다. 여기에 외부의 습기까지 더해지면 붓고 관절이 아픈 증상이 쉽게 생긴다. 그리고 이런 증상은 상대적으로 근육량이 적은 여성이나 운동량이 적은 사람들과 체력이 약한 노령층에서 잘 발생한다.

이 외에도 《동의보감》에서는 습이 경락에 있으면 해 질 녘에 열이 나고 코가 막히고, 관절에 있으면 온몸이 자글자글 다 아프고, 장부에 있으면 설사를 하고 소변량은 줄고, 배가 부르고 장이 그득한 느낌이 든다고 말한다. 순환의 저하와 체액의 정체에 따른 심하지는 않지만 지속해서 염증이 발생하는 상황이 '습濕'의 상태인 것이다.

몸에 습이 필요 이상으로 차는 외부의 원인은 장마나 북태평양 기단과 같은 계절적 요인, 비를 맞거나 땀에 옷이 젖는 것과 같은 일상의 요인 그리고 안개나 산과 계곡의 습기와 같은 것을 꼽을 수 있다. 골짜기나 숲에서 잠을 야영을 하면 공기는 상쾌해도 몸이 찌뿌듯하고 무겁고 관절이 아픈 것을 연상하면 된다. 내부에서 습을 발생시키는 것으로는 익히지 않은 날음식과 차가운 음식 그리고 술과 밀가루를 꼽는다. 얼죽아와 치맥이 딱 떠오른다. 이런 물질적인 요소와 더불어 우울과 같은 감정적 침체와 운동부족과 같은 생활습관 또한 습한 몸을 만드는 원인이 된다.

땀을 내서 습기를 배출하라

지형적으로도 우리나라는 여름에는 덥고 습하고 겨울에는 춥고 건조해서 위에서 말한 서북지방과 동남지방의 특성을 고루 갖추고 있어,

'습'이란 측면에서 봤을 때는 불리한 요소다. 실제로도 한국에서 늘 관절이 아팠던 어르신이 LA에 사는 딸집에 가 있을 때는 훨씬 덜 아팠다고 했던 기억이 있다. 사계절이 뚜렷한 기후는 장점이기도 하지만 계절변화에 적응하기 힘든 사람들에게는 고통의 원인이 되기도 한다.

그럼 몸에 쌓인 습기에 의한 문제를 해결하려면 어떻게 해야 할까?

문제가 있는 곳에 정답이 있는 것처럼 습의 해결책도 앞서 이야기한 내용에 다 있다. 차가운 것과 날것 그리고 술과 밀가루 음식을 적게 먹고, 야식과 과식을 삼가는 것이 가장 기본이다. 한낮을 피해서 햇볕을 쬐는 시간을 갖고, 담백하고 따뜻한 익힌 음식을 즐겨 먹는다.

이와 함께 땀을 조금 내는 것이 좋다. 특히 하루 내내 냉방기 아래 있었던 사람들은 몸을 움직여 땀을 내서 몸에 쌓인 찬 기운과 그로 인해 쌓인 습기를 배출하는 것이 좋다. 이것이 쌓이고 찬 것을 즐겨 먹을 때 개도 안 걸린다는 여름감기나 냉방병에 걸리게 된다.

여름은 열기와 습기가 과해서 건강을 잃지 않는 선에서 조금 덥게 나는 것이 좋다. 여름에 태양을 피하고 시원한 것만을 찾아다니면 사람은 약해지고, 그 차고 서늘함을 만드는 대가로 지구가 더워진다. 그런데 이열치열이라는 말처럼 핫한 음식이 오히려 시원함을 안겨줄 때가 있다. 매운 닭곰탕을 먹고 땀을 좀 흘리고 개운함을 느끼듯 말이다. 마음을 상쾌하고 뽀송뽀송하게 갖고 올여름은 땀을 좀 흘리며 조금 덥게 나자. 그런 변화가 작게는 나를 좀 더 나가서는 아이들이 살아갈 미래를 건강하게 만드는 힘이 될 것이다.

몸도 환경도 대비가 필요하다

〔○〕 삼계밥

비싼 것을 발견했을 '심 봤다'고 하듯이 삼은 귀한 약재의 대명사이다. 이를 활용한 다양한 보양식이 여전히 사랑받는 것은 평소에 몸을 관리해 질병으로 보호하고 싶은 마음이 반영된 결과일 것이다. 그래서 요즘은 먹기 편한 형태로 가공될 정도로 예나 지금이나 꾸준한 사랑을 받고 있다.

삼蔘은 보약의 대명사처럼 여겨지지만, 실제 처방에서는 소화를 돕는 역할에 비중을 두는 약재다. 사람은 음식을 먹어야 생명을 유지할 수 있다. 따라서 기운을 보하고 체력을 키우려면, 무엇보다 소화 흡수를 잘하는 것이 중요하다.

의서에서 오장의 기가 부족한 데 쓰며, 정신을 안정시키고 눈을 맑게 하며 정신 기능을 활발하게 하고 기억력을 좋게 한다고 삼의 효능

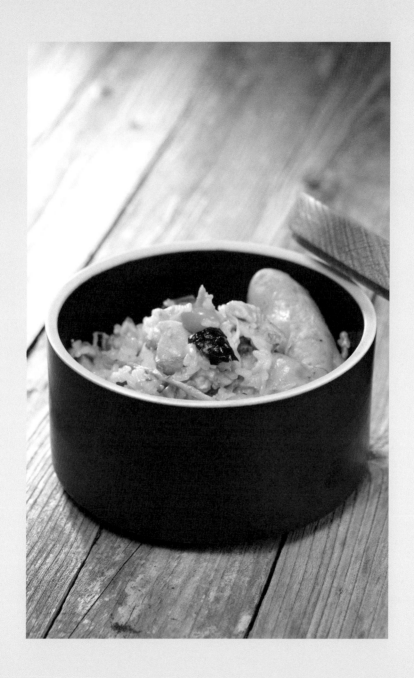

을 설명한 것도 맥락을 같이한다. 과로와 스트레스로 소화기능이 떨어
진 현대인에게 삼이 사랑받는 이유도 같은 이유에서일 것이다.

재료

쌀 1.5컵, 찹쌀 1/2컵, 닭 1마리(정육 400~500g), 인삼 4뿌리, 대추 4알, 은행 4알,
밤 4알, 청주 2큰술, 소금 1작은술, 닭육수 2컵

만드는 법

1 쌀과 찹쌀을 같이 씻어 불린다.
2 닭은 살만 분리하여 한입 크기로 썰어 두고 뼈는 물 2L를 붓고 끓여 육수를 만
  든다.
3 인삼은 흙이 나오지 않게 깨끗이 씻어 송송 썬다.
4 대추는 깨끗이 씻어 돌려깎기로 씨를 뺀다.
5 은행은 볶아서 껍질을 벗긴다.
6 밤은 속껍질까지 벗겨 은행 크기로 자른다.
7 압력밥솥에 불린 쌀을 넣고 닭육수를 부은 후 소금을 넣는다.
8 쌀 위에 닭고기와 대추, 은행, 밤, 인삼을 얹는다.
9 청주를 고루 끼얹는다.
10 센 불로 밥을 하다가 추가 흔들리면 30초 후 불을 끈다.
11 김이 저절로 빠지기를 기다렸다가 밥을 고루 섞어서 그릇에 담아낸다.

2년 넘도록 지속된 코로나를 나는 어떻게 운 좋게 겨우겨우 피하기는 했지만 여전히 불안한 시대를 살고 있다는 생각이 든다. 이런 생각을 하는 사람이 어디 나뿐이겠나 싶기도 하다. 실외에서는 마스크를 쓰지 않아도 된다고 하지만 여전히 벗지 못하고 있고 몸은 전 같지 않음을 느낀다. 코로나 확진 후 몸에 온 이상이나 백신 접종 후 찾아온 부작용으로 고통받는 이웃들을 만난다. 물론 나도 그렇다. 그래서 자꾸 음식에 신경이 쓰인다.

우리가 누리던 문명 이기의 끝에서 만난 인류 초유의 바이러스도 그렇고 기후변화로 인해 무너지는 일상들이 예사롭지 않으니 더욱 삶이 팍팍함을 느낀다. 그래서 우리 모두는 먼 거리에서 오는 식재료들을 가능하면 멀리 하고 축육류의 섭취를 줄이며 채식지향의 삶을 살아가면서 지구와 나의 건강을 같이 지켜내기 위한 안간힘을 다하고 있는 중이다.

나는 백신접종 후 후유증으로 한동안 고생을 했다. 또 마스크를 오래 착용한 까닭인지 이상하게 체력이 떨어지는 것 같아 반복되는 하루하루가 힘에 겹다. 날이 더워지기 시작하니 더욱 그런 것 같다. 나를 위해 뭔가 기운을 보하는 음식을 해서 먹고 싶다. 평소에 나물 위주의 밥상을 차려 먹고 지내므로 가끔은 그런 나를 위해 선물 같은 음식을 해 먹어도 좋겠다.

삼계밥이 그런 음식 중의 하나다. 적은 양의 닭고기로 나뿐만이 아니라 온 가족이 건강하게 맛있는 한 끼를 즐길 수 있다. 10호 정도의 닭 한 마리를 뼈와 분리하면 다음 날 한 끼를 든든하게 먹을 국도 끓일 수 있으니 그것도 좋다.

코로나 엔데믹을 준비하며
삶의 방식을 바꾸자

코로나 후유증의 세 가지 유형

여름철 재유행이 우려되지만 2년 넘도록 지속된 코로나 사태는 일단락되는 듯하다. 거리의 풍경도 사람들의 일상도 과거의 익숙했던 모습으로 빠르게 돌아가고, 뒤늦게 바이러스에 발목을 잡힌 사람들은 대우도 못 받는 시절에 걸렸다는 불평 속에서도 웃음을 감추지 않는다.

사태가 진정국면에 접어들면서 코로나바이러스에 확진되고 완치된 이후 후유증으로 고생하는 사람들을 자주 본다. 그 증상들은 다양하지만 내가 만난 환자들은 크게 세 가지 패턴을 갖고 있었다.

첫 번째는 바이러스 감염에 의한 증상과 이후 발생한 두통이나 기침 같은 증상들 때문에 복용한 약물로 인해 몸이 힘들어진 경우다. 증상을 개선하기 위해 어쩔 수 없이 대증약을 복용하지만, 사람에 따라서는 약물의 부작용이 좀 더 두드러지게 나타나기도 한다. 소화불량과 부종과 같은 증상을 가장 흔하게 볼 수 있었다.

두 번째는 병을 앓고 난 후 평소 본인이 잘 아프던 곳이 다시 나빠지는 경우다. 사람마다 타고난 유전적 성향과 생활패턴에 따라 취약한 부분이 있다. 나는 이것을 건강의 기울기라 부르는데, 과로나 스트레스와 같이 일반적으로 몸이 힘들어지는 상황에 처하면 균형이 무너지면서 이 기울기대로 병이 난다. 코로나 완치 이후에도 각자가 가진 패턴대로 병이 나는 경우가 많았다.

세 번째는 좀처럼 회복되지 않는 피로감을 호소하는 사람들이다. 개중에는 갑자기 확 늙어버린 것 같다고 표현하는 사람들도 있다. 바이러스와의 투쟁과정은 물론이고 격리생활이 주는 신체적·정신적 스트레스 그리고 식사와 운동 그리고 수면과 같은 회복에 중요한 부분에 문제가 생기면서 회복되지 않는 피로상태에 빠지게 된다. 이 환자들은 격리기간은 도리어 수월했는데 3~4주 정도 지나면서 더 힘들다고 말하는 경우가 많았다.

회복력을 북돋아야 한다

계절성 전염병은 봄에는 마땅히 따뜻해야 하는데 오히려 춥고, 여름에는 마땅히 더워야 하는데 오히려 서늘하며, 가을에는 마땅히 서늘해야 하는데 오히려 덥고, 겨울에는 마땅히 추워야 하는데 오히려 따뜻한 것처럼 그 계절이 아닌데 다른 기운이 들어와서 생긴다. 이 때문에 한 집안에서 아이와 어른 모두 비슷한 병에 걸린다.

이것은 계절적으로 유행하는 급성 유행성 열병으로 사람들이 돌림병이라고 부르는 것과 같다(凡時行病者 春應暖而反寒 夏應熱而反凉 秋應凉而反熱 冬應寒而反溫 非其時而有其氣 是以一歲之中 病無長幼 大率多相似 此則時行溫疫之氣 俗謂之天行 是也).

_《동의보감》〈잡병편〉권7 '온역(溫疫)' 중에서

　이번 코로나 사태는 한의학에서 온역溫疫이라고 부르는 계절성 전염병에서 그 해결책을 찾을 수 있다. 의서에서는 이 병은 일반적인 외감성 질환을 치료하는 상한론의 크게 땀을 내거나 설사를 시키는 방법으로 치료해서는 안 되고, 보하거나 발산하거나 하법을 쓰되 중간 정도로 치료해야 한다고 말한다. 강한 치료법으로 인해 몸의 정기가 상하는 것을 우려했기 때문이라고 생각된다.

　실제 확진 이후 후유증이 오래 지속되는 환자들을 살펴봐도 이러한 접근법은 합리적이라고 생각된다. 실제 치료에서도 불편한 증상이나 기울어진 패턴을 조정하면서도 회복력을 북돋는 보법을 바탕으로 해야 효과적이었다.

　코로나 사태로 인한 무너진 일상과 건강을 회복하는 것과 함께 이번 사태를 되짚어보면서 정리하는 시간이 우리에게 필요한 것 같다. 사태 초기에는 그 원인에 대한 다양한 분석들이 있었지만 상황이 장기화되면서 문제해결에만 모든 논의의 초점이 맞춰졌다. 이제 한숨 돌릴 수 있게 되었으니 남아 있는 문제들을 해결하고, 재유행에 대한 효과적인 대응책을 준비하면서도 사태 초기에 있었던 좀 더 근본적인 이야기들을 다시 할 때가 되었다.

삶의 방식을 바꿔야 할 필요가 있다

앞의 《동의보감》 속 구절처럼 옛사람들은 코로나 사태와 같은 온역溫疫병의 원인을 이상기후로 봤다. 이것을 천지天地의 바르지 않은 기운이라는 의미로 '시기時氣'라고 표현했다. 갑작스러운 기후변화로 인해 사나운 악귀와 같은 병이 유행하면서 작게는 한 집안과 마을 크게는 지역과 국가적인 재난을 일으켰다. 다만 과거의 이상기후가 정말 사람이 어찌할 도리가 없는 자연재해였다면, 지금의 코로나 사태는 인류가 자초한 인재人災라는 점일 것이다.

얼마 전 지인의 초대로 간 저녁 식사 자리에서 멋진 사람을 만났다. 채식을 선택하고, 쓰레기를 줄이기 위해 장바구니를 이용하고 흙 묻은 식재료도 개별포장 없이 담아오고, 음식물 쓰레기는 말려서 흙으로 돌려보낸다고 했다. 취미로 스쿠버 다이빙을 즐기지만 플로빙이 주목적이라고 했다. 그녀가 주변에 미치는 선한 영향력에 대한 이야기를 나누면서 내심 조금 부끄러웠다.

이 이야기를 꺼낸 것은 이번 코로나사태의 뿌리에는 더 많은 소비를 미덕으로 삼은 현대인의 삶이 가져온 기후변화와 사라지는 야생에 있고, 다시 이번과 같은 위기에 처하지 않기 위해서는 우리가 지향하는 삶의 방식이 조금씩 변할 필요가 있다는 것을 말하고 싶어서다. 삼계밥으로 몸의 힘을 채우며 곰곰이 이번 사태를 깊이 들여다보자. 2년이 넘도록 지구상에 살아 있는 많은 사람이 전에 없는 인류적인 전염병을 겪었고 지금은 그 후유증을 치료하면서 회복 중이다. 이번과 같은 위기를 겪으면서도 만약 어떤 변화가 일어나지 않는다면 지금과 같은 병은 금세 그리고 좀 더 치료하기 어려운 형태로 우리를 찾아올 것이 분명하다. 병에 걸리고 싶지 않은 지극히 이기적인 마음에서라도 고민과 변화가 필요하다.

염증과 열을 가라앉히는
채소를 먹어라

⎰◯⎱ 대파배추밥

요리에는 당연히 들어가지만 심지어 간단히 라면을 끓여 먹을 때조차 넣지 안으면 서운한 재료가 있다. 바로 파다. 국물을 개운하게 만들어주는 이 맛에 중독되다 보니 기름진 치킨도 파와 같이 먹는 레시피가 있을 정도다. 우리가 파를 사랑하는 데에는 다 이유가 있다.

국을 끓일 때 파를 듬뿍 넣으면 땀이 살짝 나면서 몸이 개운하고 가벼워지는 것을 느낀 적이 있을 것이다. 이와 같은 몸의 반응이 바로 대파의 효능이다. 한의학에서는 파의 아래쪽 하얀 부분을 약재로 쓴다. 주로 가벼운 감기로 인해 열이 나고 한기가 들면서 머리가 아플 때, 땀을 내면서 몸이 정상기능을 회복할 수 있도록 돕는다.

대파의 주성분인 알리신은 우리 몸의 불필요한 지방질을 제거하는

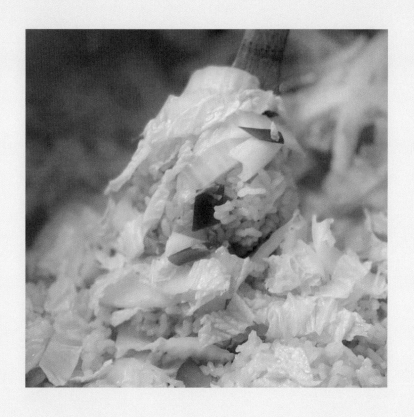

효능이 있는데, 중국음식에서 파를 많이 이용하는 것은 이런 작용을 경험적으로 알았기 때문일 것이다. 대파를 쓸 때 주의할 점도 있는데, 몸이 허약해서 땀을 많이 흘리는 사람에게는 쓰지 않아야 한다.

재료

쌀 2컵, 배추 250g, 대파 4뿌리, 물 2.2컵,, 들기름 2큰술, 간장 1큰술, 양념장, 간장 2큰술, 물 2큰술, 송송 썬 쪽파 2, 큰술, 들기름 1큰술, 참기름 1큰술, 깨소금 1큰술, 고춧가루 1큰술

만드는 법

1 쌀을 씻어 건져 40분간 불린다.
2 배추는 씻어 물기를 뺀 후 잘게 썬다.
3 대파는 다듬어 씻어 길이로 반을 가른 후 4cm 길이로 썬다.
4 냄비에 쌀을 넣고 밥물을 부은 후 센 불로 끓인다.
5 밥물이 잦아들기 시작하면 쌀 위에 배추와 대파를 얹고 약불로 줄인다.
6 뚜껑을 덮고 15분간 뜸 들이듯이 배추와 대파를 익힌다.
7 15분 후 불을 끄고 5분간 뚜껑을 열지 않는다.
8 주걱으로 밥을 고루 섞은 후 그릇에 양념장과 함께 낸다.

늙을 것 같지 않았지만 나도 나이를 먹었다. 인정하고 싶지 않지만 나이를 먹으니 달라지는 게 많다. 행동이 느려지고 뼈마디가 쑤시는 등의 증상들도 있지만 온도와 습도에 예민해져서 기온이 약간 내려가거나 조금만 건조해져도 코가 먼저 반응해서 불편하게 한다. 코가 막히기도 하고 주체할 수 없게 콧물이 나서 곤란했던 경우가 허다하다.

계절이 아니라 공간만 바뀌었을 뿐인데도 재채기까지 한참을 하고서야 겨우 그 공간에 적응이 되는 날도 있다. 그래서 항상 손수건이나 휴지 등을 지나치리만큼 챙겨가지고 다녀야 한다.

코는 폐의 문제에서 오고 폐는 우리 몸에 산소를 공급하고 탁한 기운을 방어해주는 역할을 하는 장기라고 한다. 선천의 기가 소진되어 오는 코의 문제를 위해 무엇을 해야 하는지 고민을 하게 된다.

폐활량을 늘이기 위한 운동과 좋은 음식이 대안이 될까 싶어 식재료를 찾아본다. 그러다 생각해내고 주방으로 들어간다. 대파와 배추를 찾아 밥을 한다. 달달하고 부드러워 먹기에도 좋고 소화도 잘되니 이제 나가서 가볍게 운동만 하면 될 것 같다.

환절기 알레르기 비염에 대처하는 방법

계절의 변화에 적응하지 못하면 병이 난다

찬 기운에 면역의 일차방어선이 무너지면 코가 막히고, 공기가 들고 나는 통로에 염증이 생기면 냄새를 잘 맡지 못한다. 처음에는 우연히 찬바람을 맞아서 코가 막히고 목소리가 변하면서 콧물이 흐르고 재채기를 하지만, 만성화되면 찬 바람을 살짝만 쐬어도 코막힘 증상이 재발한다(寒傷皮毛 則鼻塞不利 火鬱淸道 則香臭不知 新者 偶感風寒 鼻塞聲重 流涕嚔嚔 久則略感風寒 鼻塞便發).

_《동의보감》권2 '비(鼻)' 중에서

"치료받고 멀쩡하게 잘 지냈는데, 요즘 들어 갑자기 코가 막히고 콧물이 뒤로 넘어가 가래가 생기네요. 계절이 바뀌는 것을 코가 먼저 안다니까요."

환절기만 되면 비염이 재발해서 고생하는 사람들이 있다. 증상이 가벼울 때는 소염제나 항히스타민제 정도로 넘어가지만, 몸의 회복력이 떨어졌을 때는 염증이 만성화되어 일상생활에 불편함을 겪기도 한다.

우리 몸은 스스로 내부환경을 일정한 상태로 유지하기 위해 부단히 노력한다. 생물학에서 말하는 항상성의 유지가 그것이다. 건강하다는 것은 몸속 환경이 일정한 범위 안에서 유지된다는 말이고, 이때 우리는 별 불편함 없이 지낸다. 하지만 사는 일이 그렇듯 전략이 늘 성공하지는 못한다. 때론 빈틈이 생기기 마련이고, 그 결과는 가벼운 염증부터 암과 같은 중한 병에 이르기까지 다양하다.

계절이 변화하는 환절기는 외부의 온도와 습도가 빠르게 변화한다는 특징이 있다. 이 변화에 맞춰 우리 몸도 세팅을 다시 하는데, 이 과정이 순조롭지 않으면 병이 난다. 보통은 에너지가 부족한 상태에서 평소 문제가 있었거나 과로하는 곳에서 문제가 생긴다. 이 중 코와 목과 같은 점막으로 덮인 부위에서 탈이 잘 난다. 일 년 내내 공기 중에 떠다니는 미세먼지에 봄에는 꽃가루, 가을에는 차고 건조한 공기와 맨 먼저 접촉하는 부위이기 때문이다. 환자의 말처럼 계절이 바뀌는 것을 코가 먼저 알고 반응하는 것이다.

환절기 질환이 잘 낫지 않는 두 가지 원인

의서에서는 코가 막히는 증상은 모두 폐肺에 속한다고 말한다. 그리고 폐는 몸을 차게 하고 찬 것을 먹고 마시는 것을 즐기면 상하고, 촉촉한 것을 좋아하고 건조한 것을 싫어한다고도 한다. 이것은 점막의 면역기능과 서로 통한다. 점막은 촉촉한 상태를 유지할 때 제 기능을 발휘하고, 메마르면 면역반응에 문제가 생긴다.

환절기에 발생하는 코와 목의 염증반응 중 상당수는 점막이 환경변화에 탄력적으로 반응하지 못해서 발생한다. 환절기 온도와 습도의 변화 그리고 꽃가루와 미세먼지와 같은 요소들에 점막이 효과적으로 대응하지 못해 염증이 생기는 것이다.

하지만 이렇게 발생한 염증도 겉으로 보기에는 똑같아도 그 속내는 다 다르다. 잠깐 염증만 가라앉히면 스스로 잘 회복하는 사람이 있는가 하면, 염증반응을 억제해도 회복하지 못하고 호전과 악화를 반복하며 장기전에 돌입하는 경우도 있다.

장기전에 빠지는 가장 흔한 경우는 신체 에너지가 고갈된 경우가 가장 흔하다. 군대에 보급이 잘 이루어지질 못하다 보니 부분적인 전투만 이길 뿐 전쟁을 끝내지 못하는 것이다.

다음으로는 불리한 환경에서 전투가 벌어지는 경우다. 나쁜 환경에서 벗어나야 하는데 그러질 못하는 것이다. 현대의 콘크리트 건물은 건조해지기 쉬운데, 비가 오랫동안 내리지 않거나 난방(특히 공기를 데우는 방식)을 하면 실내는 매우 건조해진다. 일하는 공간이나 잠을 자고 거주하는 공간에 적극적인 가습이 필요하다. 또한 따뜻한 실내와 차가운 실외의 심한 온도차 또한 코에는 불리한 요소다. 에너지 절약 차원뿐만 아니라 호흡기의 건강을 위해서도 적정 온도의 유지는 필요하다.

이런 요소들 외에도 평소 운동부족으로 인해 심폐기능이 약해진 사람들과 스트레스로 인해 가슴에 화가 차 있는 사람들도 환절기에 호흡기 문제가 자주 발생한다. 제대로 충분히 숨을 쉬지 못하다 보니 불리한 환경에 노출되었을 때 쉽게 탈이 나는 것이다.

어떤 문제가 발생했을 때 그것이 일시적이라면 문제 자체를 없애는 데 초점을 두는 것이 좋다. 하지만 반복되고 장기화된다면 드러난 문제 그 너머의 이유를 찾아야 한다. 환절기마다 코와 목에 염증이 생긴다면 그 이유를 찾아 해결해야 한다. 파와 배추가 어우러져 점막의 건강을 회복시키는 것처럼, 환절기 질환이 지속된다면 원인이 되는 환경을 피하거나 그것을 상쇄할 수 있는 방법을 마련해야 한다. 숨은 잠시도 멈출 수 없기 때문이다.

체력을 길러야 이겨낼 수 있다

¡O¡ 인삼마유

인삼의 효능은 바로 앞에서 이야기했다. 몸을 보하는 데 예나 지금이나 꾸준히 사랑받는 약재로 누구나 인정하지만, 혹 이런 의문을 갖는 분도 있을지 모른다. 현대인은 대부분은 신체적으로는 건강하거나 비만한 게 문제니 몸을 보하는 것은 절실하지 않고, 오히려 심각성이 더하는 정신적인 문제에 집중해야 하지 않을까?

물론 타당한 지적이다. 이젠 마음을 고치는 것도 의술이 담당해야 할 중요한 분야가 되었다. 그런데 우울하고 짜증날 때 그것을 이기려면 먼저 체력을 길러야 한다. 몸이 부실하면 마음의 병도 깊어지기 때문이다. 인삼과 마와 같은 식품으로 몸을 보하는 것도 결국 마음을 지키기 위한 체력을 기르는 방편이 될 수 있다.

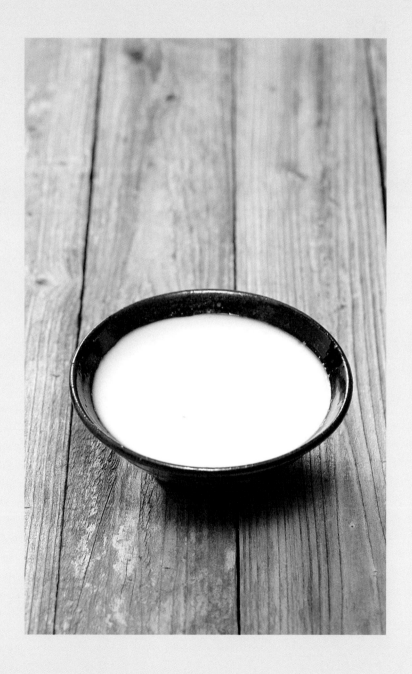

🔳 재료

인삼 1뿌리(6년근 80g), 마 200g, 우유 800ml, 꿀 1큰술

🔍 만드는 법

1 인삼은 뿌리째 깨끗하게 씻어 뇌두를 잘라내고 물기를 제거한 후 잘게 썰어놓는다.
2 마는 깨끗하게 씻어 껍질을 벗긴 후 잘게 잘라놓는다.
3 푸드 프로세서에 손질해 썰어 놓은 인삼과 마, 꿀을 넣고 우유 한 컵과 함께 간다.
4 재료가 다 갈아지면 남은 우유를 넣고 한 번 더 간다.
5 그릇에 담아낸다.

《동의보감》〈내경편〉의 '기氣' 부분을 읽다 보니 나는 상부와 하부, 중기 모두에 문제가 있는 것 같아 심란하다. 나이가 드니 그럴 수 있으려니 하다가도 내 몸에 심각한 문제가 있는 것은 아닌지 걱정이 되어서다. 코로나19 이후 달라진 생활패턴과 백신접종 후 생긴 부작용, 마스크의 생활화와 과도하게 조심하면서 생기는 자신감의 결여 등으로 몸과 마음이 엉망이 된 상태에서 나온 걱정일지도 모른다.

앞으로의 일정을 들여다보며 이런저런 생각을 하다가, 생각이 염려가 되고 급기야 그 염려가 내 몸으로 나타나는 상황을 만났다. 잡생각이 많아지면 내 몸은 가장 먼저 먹은 음식을 소화시키지 못한다. 소화가 안 되면 다음으로 두통이 찾아오고, 두통이 심해지면 생각이 멈춘다. 이쯤 되면 나는 모든 일을 접고 두문불출해야 한다. 아무것도 먹지 못하고 속을 달래며 두통을 이겨내는 시간을 가진다. 길게는 열흘도 간다.

그런 시간엔 정신 상태가 무너져 때로 우울하고 때로 짜증이 나며 때로는 분노로 치를 떨며 대체로 잠을 설친다. 그러다 나를 괴롭히던 증상들로부터 해방이 되면 기운이 없고 만사에 의욕이 없어진다. 아주 천천히 오래도록 누룽지를 끓여 물인지 죽인지 모를 상태로 떠서 마신다. 조금씩 몸이 회복되지만 걸을 때마다 허공을 떠다니는 기분을 느낀다.

이쯤에 나는 인삼마유를 만들어 조금씩 마신다. 입에서 오래 머물게 하며 머무는 동안 건더기는 없지만 천천히 씹어서 삼킨다. 우유가 마와 인삼, 꿀을 만나고 어우러져 한 모금 마시면 우유의 부드러움에 갈린 마의 매끈함에 인삼의 향과 맛이 더해져 입안에서 춤을 춘다.

꿀이 적당하게 들어가 마시는 순간 기분마저 달달해진다. 달달해진 기분으로 몸을 일으키니 이제 몸과 마음이 하나가 되어 날아갈 듯 가벼워진다. 체력이 차서 감정이 살고 정신이 맑아진다는 말을 실감하게 되는 셈이다. 그러면 된 거다.

마음의 병도
몸을 고치는 것부터 시작한다

증상에 맞춰 병을 치료해야 한다

기가 부족하면 병이 생긴다. 〈영추〉에서는 다음과 같이 이야기한다.
병의 기운이 머무는 곳은 모두 정기가 부족하다. 상부에 기가 부족
하면 뇌수가 채워지지 않아서, 이명이 생기고 머리가 한쪽으로 기
울고 눈이 침침해진다. 중기가 부족하면 대소변에 문제가 생기고
장에서 꾸르륵 소리가 난다. 하부에 기가 부족하면 다리에 힘이 없
어지고 가슴이 답답해진다(氣不足生病 靈樞曰 邪氣所在 皆爲不足 故
上氣不足 腦爲之不滿 耳爲之苦鳴 頭爲之傾 目爲之瞑 中氣不足 溲便
爲之變 腸爲之苦鳴 下氣不足 乃爲痿厥心悗).

_《동의보감》〈내경편〉권1 '기(氣)' 중에서

"요즘은 돌아서면 잊어먹고, 눈이 침침해서 책도 오래 못 보겠어요."
"조금만 싫은 소리를 들어도 기분이 팍 상하고, 별일도 아닌데 괜히

서럽고 눈물부터 나요. 안 그래야지 하는데 나도 모르게 그러네요."

"뭘 하다가도 갑자기 멍~ 할 때가 있어요. 당최 집중이 안 돼요."

"걷는데 둥둥 뜬 것처럼 발이 땅을 밟는다는 느낌이 없어요. 부쩍하체 힘도 떨어진 것 같고요. 자꾸 한숨만 나오고 만사 귀찮아요."

병을 살피다 보면 같은 병이지만 사람마다 증상이 다를 때가 있고, 증상은 같아 보여도 그 원인은 다를 수가 있다. 어떤 사건이 벌어졌을 때 당장 해결하는 것도 중요하지만, 재발 방지를 위해서 사건의 경위를 조사하는 것이 중요하다. 병도 마찬가지로, 급한 증상을 해결하는 것만큼이나 병의 이유를 찾는 것도 중요하다.

증상에 맞춰 병을 치료하는 것을 대증요법이라고 한다. 한의학을 포함한 모든 의학의 치료법은 대증요법이다. 다만 증상에 대한 대응대증. 對症을 어떻게 그리고 어디까지 하느냐의 차이가 있을 뿐이다.

치유란 의사와 환자가 협업을 통해 성장하는 과정이다

한의학은 병이 생긴 일련의 흐름을 밝히는 것을 중요하게 생각한다. 그 흐름을 거슬러 올라가면 개인의 심리상태와 사회적 불평등에 닿기도 하고, 가족의 유전적 요인이나 임신 중 엄마의 몸과 마음의 상태에 닿기도 한다. 만성질환의 경우는 병과 환경과 치료와 시간이 서로 얽히고설켜서 하나씩 치료해가다 보면 비로소 병의 실체가 드러나기도 한다.

이렇게 보면 병을 치료하고 건강을 유지하는 일이란 결국 어떻게 살아왔고 살아갈 것인가의 문제라는 것을 알게 된다. 치유를 통해 인생이 바뀌는 것은 의사와 환자의 협업을 통해 성장의 과정을 겪을 때 가능하다. 그렇지 않다면 아무리 중한 병을 앓는다고 해도 돈을 쓰면서 고생만 할 뿐 변하는 것은 없을 것이다.

신체적 에너지가 부족하면 감정과 정신의 균형이 무너진다

멘탈이 무너지고, 기억력이 감퇴하고, 우울하거나 짜증과 화가 올라오고, 잠을 쉽게 이루지 못하고, 작은 일에도 가슴이 두근대고 숨이 안 쉬어진다는 환자들이 있다. 한의원에 올 때는 병이 생긴 지 꽤 시간이 흘러 신경정신과 처방을 받았거나 다양한 보조식품을 복용하고 있는 경우가 많다.

그런데 정신과 감정의 다양한 문제를 호소하는 환자들 중에는 기력과 체력이 떨어진 경우가 많다. 힘이 떨어진 것이 먼저일 수도 있고, 병에 시달리다 보니 지친 것일 수도 있다. 하지만 회복에 필요한 신체적 에너지가 없는 상태에서 감정과 정신의 균형을 회복하는 것은 어렵다.

한의학에서는 사람을 크게 '심心(정신)-기氣(감정)-체體(몸)'으로 나누어 본다. 이 세 영역은 서로 밀접하게 영향을 주고받고 서로에게 기대어 기능하는 상호피드백 시스템으로, 어느 하나가 무너지면 나머

155

지도 천천히 무너지게 된다. 체력이 떨어지면 정신기능이 저하되고 감정조절이 잘되지 않는다. 감정 컨트롤이 안 되면 않으면 몸은 쉽게 지치고 정신집중이 어려워진다. 정신이 바로 서지 못해 생각이 삐뚤어지면 감정과 몸은 갈피를 잡지 못하고 엉망이 된다. 이런 연관성은 정도의 차이는 있어도 살면서 누구나 경험하는 일이다.

따라서 체력이 떨어져 있다면 정신과 감정의 문제라고 해도 그것에만 집중해서는 잘 낫지 않는다. 환자가 말하는 증상을 조절하면서도 체력을 보충해서 감정과 정신이 회복할 수 있는 환경을 마련해주어야 한다. 물길을 터주면서도 그 길에 물을 대주어야 논과 밭의 곡식이 잘 자라는 것과 같은 이치다.

또한 본인이 정신과 감정을 갈아 넣는 정신노동자 혹은 감정노동자라면 평소에 좋은 체력을 유지하는 데 소홀해서는 안 된다. 물 위로 드러난 고고한 정신과 우아한 감정을 유지하고 싶다면, 쉼 없는 물갈퀴질을 통해 체력을 키워야 한다. 체력이 차야 감정이 살고 정신이 맑다. 향긋하고 부드러운 인삼마유를 한 잔 마시며 마음의 병을 몰아낼 힘을 키워보자.

제철 채소·과일식으로 건강을 지키는 **맛있는 음식보감**

3부

가을

무르익고 영글어가는 계절

제철 음식으로 겨울을 견딜 힘을 기르자

¡O¡ 송이버섯무국

그 자체로도 향기롭고 맛있는 데다가 고기와 같이 먹으면 좋은 채소 중에 버섯이 있다. 다양한 버섯이 각각의 맛과 효능을 뽐내지만 가을에 수확한 송이버섯은 그 향만으로 압도하는 힘이 있다. 재배가 되지 않아 가격이 만만치 않지만 자연산 송이가 곁들어진 음식을 먹는 행복은 그 값을 충분히 하고 남음이 있다.

버섯을 논할 때 "일능이 이표고 삼송이"라고 하지만, 제철을 맞은 버섯의 우열을 가리기란 쉽지 않고, 개인의 취향에 따른 것이라 생각된다. 많은 사람들이 표고버섯이 송이보다 앞서는 것에 의아해할지도 모르겠지만, 자연에서 자란 표고의 맛과 향은 송이를 압도하기도 한다.

《동의보감》에는 송이의 맛이 깊고 향이 좋은데, 산속 오래된 소나무

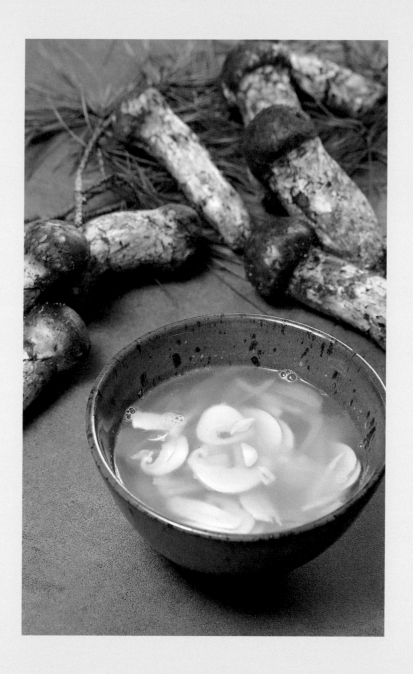

아래서 소나무의 기운을 빌어 산다고 하면서, 나무에서 나는 버섯 중에 제일이라고 했다. 버섯이 가진 다양한 영양성분도 좋지만, 무엇보다 자연이 내준 제철 버섯은 향이 으뜸이고 맛과 영양은 그다음이다.

재료

무 300g, 들기름 1큰술, 간장 1/2큰술, 대파 1뿌리, 소금 약간, 육수 6컵, 송이버섯 2송이, 육수, 쌀뜨물 7~8컵, 멸치 10g, 다시마 10×10cm, 파뿌리

만드는 법

1 쌀뜨물에 멸치와 다시마를 넣고 30분간 두었다가 센 불로 끓인다. 끓기 시작하면 불을 최소로 줄이고 15분간 두었다가 불을 끄고 거른다.
2 무는 껍질을 까지 말고 깨끗이 씻어 삐져썰기 방법으로 썬다.
3 대파는 어슷썰기 한다.
4 송이버섯은 갓과 대를 분리하여 갓은 얇게 썰고 대부분은 무와 비슷한 크기와 두께로 썬다.
5 국을 끓일 냄비에 무와 들기름을 넣고 중간불에서 충분히 볶는다.
6 들기름이 무에 배어들고 무가 반쯤 익으면 준비해둔 육수를 넣고 끓인다.
7 간은 간장과 소금으로 나누어 한다.
8 무가 무르게 익으면 썰어 놓은 대파를 넣고 불을 끈다.
9 준비해둔 송이버섯을 넣고 뚜껑을 덮어두었다가 상에 올리기 직전 국그릇에 담아낸다.

제철 채소·과일식으로 건강을 지키는 **맛있는 음식보감**

다른 사람들은 모르겠지만 나를 지치게 하는 여러 요인들 중에 더위를 빼놓을 수는 없다. 일을 시작하기도 전에 일단 기운을 빼는 데 이만한 게 또 있을까 싶을 만큼 나는 더위가 싫고 두렵다. 어느 한 계절도 삶이 만만하지는 않지만 여름은 어쩐지 두 배로 힘든 느낌으로 살아낸다. 그런 까닭에 살갗을 스치는 바람이 선선해지기 시작하면 녹록지 않은 여름을 잘 이겨낸 내가 스스로 대견해서 뭔가 나를 칭찬해주고 싶은 마음이 절로 생긴다.

장에 나갔다가 할머니들이 들고나오신 송이버섯을 만났다. 소고기 한 근 가격으로 실하고 예쁘게 생긴 송이버섯을 두 송이 사고 아직 철 이른 무를 하나 들고 돌아왔다. 돌아오는 내내 차 안에 송이버섯의 향이 나를 달뜨게 한다. 밥을 하는 동안 송이버섯무국도 끓인다. 오래전 가마솥 앞에서 외할머니가 큰 무를 들고 칼을 휘두를 때마다 무가 베어지면 내는 시원하고도 명쾌한 소리를 기억해낸다. 나도 한 줌 양의 무를 삐져 썰어서 끓여본다.

송이버섯을 넣기 전 이미 먹을만하게 끓여진 무국의 불을 끄고 준비해둔 버섯을 넣고는 재빨리 뚜껑을 덮는다. 불과 2~3분이지만 송이버섯의 향을 가두는 일종의 의식 같은 행위다. 뚜껑을 열면 수렴하는 계절인 가을이 거기 오롯이 담겨 나를 위로하는 상처럼 다가온다.

가을을 잘 나기 위해
마음을 편안히 하고 잘 거두어들여라

가을은 남자의 계절일까?

가을 석 달은 용평(容平)이라 이르는데, 하늘의 기운은 쌀쌀해지고 땅의 기운은 맑아진다. 가을에는 일찍 자고 일찍 일어나기를 닭과 함께하고, 마음을 편안하게 가져 가을의 추상같은 기운을 부드럽게 해야 한다. 마음으로 안으로 거두어들여 가을의 기운을 따르고, 밖으로 치닫는 마음을 가다듬어 폐의 기운을 맑게 한다. 이것이 가을의 기운에 응하는 양생의 방법이다. 이것을 어기면 폐가 상하고 겨울에 설사를 하며 안으로 간직하는 힘이 약해진다(秋三月 此謂容平 天氣以急 地氣以明 早臥早起 與鷄俱興 使志安寧 以緩秋刑 收斂神氣 使秋氣平 無外其志 使肺氣淸 此秋氣之應 養收之道也 逆之則傷肺 冬 爲飱泄 奉藏者少).

_《동의보감》〈내경편〉권1 '신형(身形)' 중에서

흔히 여자는 봄을 타고 남자는 가을을 탄다고 말한다. 음양론의 관점에서 '음'에 속하는 여성은 추운 겨울(음)에서 따뜻한 봄(양)으로 변하는 시기에 몸과 마음이 더 부대끼고, 반대로 '양'에 속하는 남성은 뜨거운 여름(양)에서 서늘한 가을(음)로의 변화가 힘들다고 본 것이다.

한때 트렌치코트의 옷깃을 한껏 올리고 가을 나무 아래서, "시몬, 너는 좋으냐?"며 세상 고독한 표정을 짓는 중년남성을 가을의 대명사로 묘사한 것도 같은 이유다. 인생의 가을을 맞이한 남성이 떨어지는 나뭇잎을 보며 드는 기분이야 충분히 짐작할 수 있지만, 계절의 변화를 맞이하는 몸과 마음의 변화는 성별과는 무관한 일일 것이다.

계절의 변화가 힘든 것은 몸과 마음의 관성 때문이다

봄과 가을처럼 계절의 변화가 크게 일어날 때 힘든 것은 왜일까? 그것은 아마도 몸과 마음의 관성 때문일 것이다.

인간은 늘 외부와 소통하는 존재다. 온도와 습도의 변화 바람과 일조량 등. 외부환경에 맞춰 우리 몸과 마음은 생존에 적합한 상태로 자신을 세팅한다. 이 과정은 매일 발생하지만, 같은 계절 동안은 비교적 일정한 수준에서 유지된다. 하지만 겨울에서 봄으로, 또 여름에서 가을로 넘어갈 때는 좀 더 큰 폭으로 조정할 필요가 생기는데, 이때 몸과 마음의 상태에 따라 그 변화의 과정이 수월하기도 하고 힘들기도 한 것이다. 문명이란 옷을 입고 자연을 이용대상처럼 여기는 현대인이지만, 그 속내는 어디까지나 자연의 일부인 것이다.

그럼 여자는 봄을 타고 남자는 가을을 탄다는 말은 왜 나왔을까?

앞서 말한 것처럼 음양론적인 해석이기도 하지만, 그보다는 농경문화와 과거 사회구조의 영향이 더 크지 않을까 한다. 안사람과 바깥사람이라는 말처럼, 활동의 폭이 제한된 여성은 겨울에는 더욱 그것이 제한되었을 것이고, 봄으로의 변화에 적응할 때 더 애를 먹었을 확률이 높다. 남성은 그 반대였을 것이다. 이렇게 보면 봄을 타고 가을을 타는 것은 남녀의 문제라기보다는, 지난 계절 동안 어떤 삶을 살았는가에 달렸다고 할 수 있다.

마음을 편안히 하고, 안으로 거두어들인다

실제 환절기에 진료실을 찾는 환자들을 봐도 봄이라고 해서 여성이 더 많고 가을이라고 해서 남성이 더 많지 않다. 환절기에 부대끼는 사람들은 신경계가 예민해서 외부 변화에 좀 더 민감하게 반응하는 사람과 지난 계절에 과로나 스트레스에 과도하게 노출되어 피곤한 사람들이 많다. 이 중에서도 지쳐 있는 사람들의 비율이 가장 높다. 변화에 유연하게 적응하기에 에너지가 부족한 것이다.

가을이 되면서 한 일도 없이 피곤하고, 과거에 좋지 않았던 증상들이 다시 생기고, 어디론가 떠나고 싶은 마음이 든다면, 지난여름의 자신을 한 번쯤 되돌아보면 좋다.

'너무 치열하게 감정에 상처를 내며 살았구나!' 하는 생각이 든다면 자신에게 선물 같은 잠시의 휴식을 선물하고, '과한 욕망에 사로잡혀 있었구나!' 하는 생각이 든다면 마음을 잘 다독거려주자.

《동의보감》에서 인용한 가을의 양생요결은 "마음을 편안히 하고, 안으로 거두어들인다."에 있을 것이다. 귀한 송이버섯이 아니더라도 잘 익은 가을 과일이나 곡식으로 만든 음식으로 마음을 다독이는 시간을 가져보자. 가을을 잘 나야, 다가오는 긴 겨울을 건강하게 날 수 있다.

속을 다스리는 음식을 먹어라

🍽 율무팥샐러드

동짓날 붉은 팥죽을 먹는 풍습이 있을 정도로 팥은 귀신을 쫓는 의미와 더불러 예로부터 우리가 애용하던 곡식이다. 요즘은 슈퍼푸드라고 해서 다양한 곡식이 건강식으로 각광을 받고 있고 다이어트에 좋은 샐러드 형태로 즐기는 사람이 많다.

몸속에 대사산물과 독소가 쌓이면, 세포 밖 환경에 체액이 정체되면서 염증이 쉽게 발생하고 잘 낫지 않게 된다. 이런 상태를 한의학에서는 습열濕熱이라고 표현한다. 율무와 팥은 소변을 잘 나가게 하고 몸안에 쌓인 노폐물의 배출을 돕는 데 효과적인 식재료다.

여기에 제철을 맞은 채소와 과일을 더하면 몸속 염증성 환경을 개선하는 데 도움이 된다. 단, 팥은 너무 오랫동안 과하게 먹으면 몸이 야위고 상할 수도 있으므로 주의해야 한다.

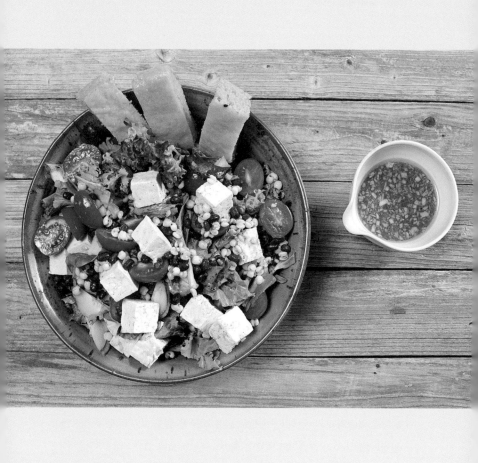

🍳 재료

샐러드 채소 150g, 오이 1/2개, 방울토마토 10개, 두부 1/2모, 율무 50g, 팥 50g, 호랑이콩 1컵, 소금 약간, 소스, 들기름 1/2컵, 식초 150ml, 조청 5큰술, 집간장 1큰술, 양파 50g, 후추

🔍 만드는 법

1 팥, 율무를 각각 깨끗하게 씻는다.
2 팥과 율무를 각각 한 번 삶아 건져 씻은 후 압력솥에 넣고 푹 무르게 삶아 식힌다. 호랑이콩은 끓는 소금물에서 10분간 삶아 찬물에 헹궈놓는다.
3 두부는 1cm 길이의 주사위 모양을 썰어 소금을 뿌려 물기를 뺀다.
4 오이는 깨끗하게 씻어 어슷하게 썰고 샐러드채소는 깨끗이 씻어 먹기 좋은 크기로 잘라 찬물에 담가둔다.
5 소스 재료를 한데 모아 잘 섞는다.
6 방울토마토는 깨끗이 씻어 반으로 잘라 만들어 둔 소스 1큰술을 넣고 버무린다.
7 삶아 식힌 팥과 율무, 호랑이콩에 소스를 넣고 미리 한 번 버무린다.
8 샐러드용 그릇에 준비해둔 채소를 담는다.
9 채소 위에 준비해둔 두부를 보기 좋게 얹는다.
10 팥과 율무, 토마토를 얹고 소스를 같이 낸다.

🍋 조리 Tip

1 율무 압력솥의 추가 흔들리면 약불로 줄여 20분 후 불을 끄고 바로 뚜껑을 연다.
2 팥 압력솥의 추가 흔들리면 약불로 줄여 15분 후 불을 끄고 바로 뚜껑을 연다.
3 호랑이콩 소금을 한 꼬집 넣은 냄비에서 10분간 삶아 건져 찬물에 헹궈놓는다.

샐러드로 한 끼 식사를 해결하려는 사람들이 많은 시절을 산다. 주로 푸른 채소에 방울토마토가 올라가고 단백질 섭취를 위해 치즈 등을 더하고 이런저런 이름의 소스로 버무려진다. 건강이나 다이어트 등을 위해서라고 말하면서 수많은 이름의 샐러드를 먹는 사람들을 본다. 나도 가끔 샐러드라 칭하고 교육하며 조리하는 음식들이 있다. 그중 하나가 바로 율무팥샐러드다.

우선 밥 없이 푸짐하게 담아도 체중이 늘까 하는 걱정은 적은데 포만감을 느끼며 먹을 수 있다. 식물성단백질이 풍부한 두부를 듬뿍 넣어 조리하니 영양적으로도 부족함이 없는 음식이다. 게다가 재료로 쓰인 율무와 팥이 몸에 쌓이는 열을 식히고 그 열기를 따라 흘러넘친 습과 담을 물길로 끌어와 배출시킨다고 하니 그야말로 한 끼 식사로 충분하다.

고운 얼굴을 원한다면 위를 다스려라

누구나 고운 피부를 원한다

여섯 개의 양경이 모두 머리에 이른다. 하지만 위경의 흐름이 코에서 시작해 콧마루에서 교차해서 치아에 들어가고 입과 입술을 돌아서 뺨을 거쳐 귀 앞쪽으로 올라가 객주인(혈자리 이름)을 지나 얼굴에 고루 연결되어 퍼져 있다. 따라서 얼굴의 병은 오로지 위에 속한다(手足六陽之經 雖皆上至頭 而足陽明胃之脈 起於鼻 交頞中 入齒挾口環脣 倚頰車上耳前 過客主人 維絡于面上 故面病專屬於胃).

_《동의보감》〈외형편〉권3 '면(面)'에서

고운 피부, 그중에서도 얼굴은 예나 지금이나 남녀노소 모두에게 큰 관심사다. 각종 화장품은 물론이고 피부관리란 간판을 달고 있는 많은 가게들과 병·의원들 그리고 피부에 좋다는 다양한 기능성 식품들까지, 의료와 미용의 경계선에 자리한 이 시장은 우리의 욕망을 먹으며 지금도 성장 중이다.

한의학에서 얼굴은 진단에 매우 중요한 부위다. 몸속 장부의 기능이 안색과 눈·코·귀·입·혀와 같은 감각기관의 상태를 통해 드러난다고 보기 때문이다. 오장육부의 상태가 모두 얼굴에 영향을 주는 것이다. 그렇다면《동의보감》에서는 왜 '위胃'를 강조했을까?

그것은 위가 음식물을 받아들여 영양을 공급해야만 장부들이 기능을 할 수 있기 때문이다. 쉬운 말로 우리는 먹어야 살 수 있기 때문이다. 위를 '오장육부의 바다'라고 부르는 것도 같은 이유다. 최첨단 기계도 전기가 들어와야 작동하는 것처럼, 장부와 경락 시스템 또한 위가 에너지를 공급해줘야 제 기능을 발휘할 수 있다.

이런 의미에서 볼 때 한의학에서 말하는 위는 해부학적 위를 포함한 외부의 음식물을 받아들여 내 것으로 만드는, 소화에 관계된 좀 더 포괄적인 시스템이라고보는 것이 합리적이다.

.

대사증후군이라고 부르는 현대인의 질병

위 건강에 영향을 주는 것은 음식물과 자율신경계로 크게 나누어볼 수 있다. 음식에 관한 현대인의 문제는 몸에 필요한 고른 영양을 갖추지 못한 식사, 자극적인 음식, 음주와 흡연과 같은 독성물질과 약물의 남용 그리고 불규칙한 식사와 폭식과 야식과 같은 잘못된 식습관이 대표적이다.

먹을거리가 넘치는 시대이지만 식재료가 품고 있는 영양의 질은 이

전만 같지 못하고, 본연의 맛보다 가공된 맛이 넘치고 있다. 혀나 눈 그리고 코와 같은 감각기관은 만족시키지만, 정작 위는 불만족스러운 식사를 한다.

넘치는 음식에도 아직 배가 고픈 위는 뇌에 "야! 좀 더 제대로된 음식을 보내라고!" 하며 불만을 표시한다. 그럼 뇌는 그것을 번역해서 "야! 좀 더 먹으래!"라는 신호를 보낸다. 그럼 우리는 다시 허기진 사람처럼 먹는데, 이때 또다시 칼로리만 있고 영양은 결핍된 음식을 먹는, 배부른 영양실조자가 되는 것이다. 우리가 흔히 대사증후군이라고 부르는 현대인의 질병은 이런 상황에 기인한 경우가 많다.

이것을 만회해보려고 각종 영양보충제를 찾아 먹는다. 꼼꼼이 따져 먹기도 하지만 좋다니까 먹는 경우가 더 많다. 하지만 음식으로 해결 못한 것을 이런 제품들이 해결해줄 리 만무하다. 음식의 영양과 보충제의 영양은 다르다. 그리고 일 년 내내 이런 제품들을 달고 먹는다면, 우리 몸은 또 그 상황에 적응해버린다. 보충제 의존적 배부른 영양실조자가 될지도 모른다.

위는 계속 불만족 상태에 빠져 있고, 이런 상황이 되면 다른 장부들 또한 편할 수가 없다. 현대인에게 스트레스가 만병의 원인이라고 하는데, 이 말은 위 건강에도 적용된다. 느긋하고 편해야 위장이 제 기능을 발휘하는데, 긴장과 과도한 자극들 속에 살다 보니 위장 또한 지치고 예민해져 있다. 자극적이고 맛이 강한 음식, 혈당을 빨리 올려서 만족감을 주는 단순 탄수화물이나 단 음식을 탐닉하게 되고, 포만감이 주는 잠깐의 위안에 중독되어 폭식과 야식에 길들기 쉽다.

피부 자체보다는 해독기능을 활성화시켜야 한다

피곤하고 까칠해진 위에 부실하거나 해로운 음식이 더해지는 상황에서 낯빛이 좋고 피부가 고울 리가 없다. 습관을 고치고 나를 힘들게 하는 환경을 바꾸는 것은 시간과 의식적인 노력이 필요하다. 급한 마음에 좋다는 것들을 해보지만, 갈증 날 때 탄산음료를 마시는 것 같은 결과를 가져올 뿐이다. 잠깐 시원할 뿐 다시 갈증에 시달린다.

내가 변하지 않고 얻을 수 있는 것이란 언제나 임시방편일 뿐이다. 위의 문제와 함께 얼굴피부의 문제를 호소하는 환자들을 진료하면서 자주 보는 것은 바로 몸 안에 염증성 물질이 쌓인 상태다. 음식이나 약물과 관계된 경우도 있고, 다이어트 중에 지방세포 속에 저장되어 있던 물질들이 빠져나와 독소가 넘치는 상황도 자주 본다. 몸 안팎으로 염증성 반응들이 생기고, 얼굴에도 뾰루지나 트러블이 자주 생기게 된다. 이럴 때는 피부에 초점을 두기보다는 해독기능을 활성화시켜야 좋은 효과를 거둘 수 있다.

고운 얼굴을 갖고 싶다면 피부와 얼굴에 투자하는 것의 절반 정도라도 위를 편하게 하고 혈액을 맑게 하는 데 관심을 두어야 한다. 물론이 모든 것의 바탕이 되는 내 마음을 살피는 데도 소홀해서는 안 된다. 율무팥샐러드와 같은 음식으로 몸의 해독작용을 돕고, 불필요한 생각을 버리고 독한 마음을 풀어낼 수 있다면, 곱고 빛나는 얼굴은 저절로 따라올 것이다.

견과류 섭취로
신장의 기능을 활성화하라

⭐ 구기자호두인삼밥

앞서 살펴볼 것처럼 구기자는 눈에 좋은 음식이다. 그런데 노화는 눈에만 오는 것이 아니다. 노인의 모습 하면 구부정한 허리를 떠올리는 것처럼 뼈도 세월을 비껴갈 수 없다. 그래서인지 골다공증을 예방하는 음식부터 약까지 선풍적인 인기를 끌고 있는데 견과류도 그중 하나다.

직립의 힘을 기르는 것이 노화 방지 노력에 있어 중요한 사항이다. 따라서 골다공증이 걱정된다면 견과류 섭취로 신장의 기능을 보강하고 뼈의 건강을 지킬 필요가 있다.

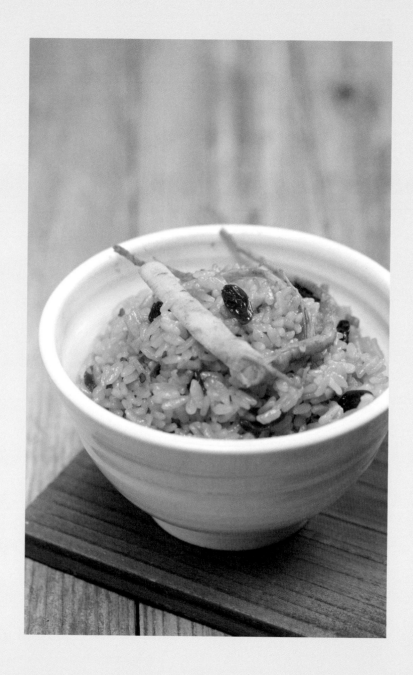

🗜 재료

쌀 1.5컵, 찹쌀 1/2컵, 호두살 1/2컵, 구기자 20g, 인삼 1뿌리, 물 1.9컵, 들기름
1큰술, 간장 1큰술

🔍 만드는 법

1 멥쌀과 찹쌀을 같이 씻어 40분간 불린다.
2 호두의 살을 흐르는 물에서 씻어 건져 속껍질째 잘게 다진다.
3 구기자는 빠르게 한두 번 씻어 건진다.
4 인삼은 깨끗이 씻어 뇌두를 잘라내고 길이로 4등분 하거나 구기자 크기로 썬다.
5 압력솥에 쌀을 넣고 썰어 놓은 호두와 씻은 구기자, 인삼을 넣는다.
6 들기름과 간장을 같이 넣는다.
7 밥물을 넣고 압력솥을 이용해 흰밥을 하듯 밥을 한다.

제철 채소·과일식으로 건강을 지키는 **맛있는 음식보감**

오늘은 손목도 아프고 팔꿈치도 시큰거린다. 지난달엔 어깨에까지 염증이 생겨 통증을 이기지 못해 치료를 하느라 애를 먹기도 했다. 나이가 드니 여기저기 부실한 곳이 생기는 것을 온몸으로 느끼게 된다.

나이가 들어서 그런 것이라는 핑계로 참고 살기에는 삶의 질이 너무 떨어지니 남은 인생을 생각하면 그건 정말 싫다. 그러니 어떻게든 나는 건강하게 살면서 좋은 이웃들과 오래 행복하게 살다가 생을 마감하고 싶다.

건강한 노인으로 살려면 여러 가지 노력을 해야겠지만 그중 뼈가 배속되는 장기인 신장의 기능이 떨어지지 않도록 노력이 아주 많이 필요하겠다. 뼈는 골수가 저장되는 곳이고, 골수는 음식의 영양이 여물어서 생기는 것이라 하니 골수가 비어 뼈가 약해지지 않도록 음식을 잘 챙겨 먹는 일은 무엇보다 중요한 것 같다.

음식을 잘 챙겨 먹는다는 것은 하루 세 끼 식사를 잘 챙기는 것만을 의미하지는 않는다. 무엇보다도 내 몸을 잘 살피고 내 몸에 맞는 음식을 먹어야 한다. 특히 뼈 건강을 생각해 먹는 신장에 좋은 음식을 생각해낸다. 깊어가는 이 가을에 딱 어울리고 구기자와 호두, 인삼을 쌀과 함께 한 그릇 밥으로 지으려고 마음먹는다. 반찬을 많이 하는 건 번거로우니 간장과 들기름으로 밑간을 하고 밥을 짓는다. 뼈에는 일정 정도의 자극이 가는 운동이 골밀도를 높인다고 하는 한의사 선생님의 말씀을 들었으니 대충 뭉쳐 들고 밖으로 나가고 싶기 때문이다. 가을색을 가득 담은 구기자호두인삼밥으로 주먹밥을 만들어 남은 가을을 즐기며 빠른 걸음으로 걸어야겠기 때문이다. 식지 않게 보온병에 담아들고 들고 나온 따뜻한 물이 있어 나이 들고 시린 몸에 작은 위안도 얻으니 되었다.

제철 채소·과일식으로 건강을 지키는 **맛있는 음식보감**

나이 들어도 뼈대 있게 사는 방법

관절 통증과 골다공증

> 뼈는 골수가 저장되는 곳이고, 골수는 음식의 영양이 여물어서 생긴다. 골수가 비면 뼈가 약해지는 것은 당연하다(骨爲髓之藏 髓者 飮食五味之實秀也 髓虛則骨虛 勢所必至矣).
>
> _《동의보감》〈외형(外形)편〉 권3 '골(骨)' 중에서

허리와 무릎 같은 체중을 지탱하는 큰 관절이 아픈 환자들이 많다. 한의원 자체 주관적 통계상으로 보면 50대 이상이 많고 그중에서도 여성 환자의 비율이 더 높다. 직립을 선택한 인간에게 허리와 다리 관절의 통증은 피할 수 없는 일이긴 하다. 그것을 희생함으로써 인간은 문명이란 혜택을 얻었다. 하지만 아프리카 산림의 경계선에서 두 다리로 서는 모험을 감행했을 때, 그 누구도 훗날 인류가 이렇게 오래 살 것이란 예측을 하진 못했을 것이다.

관절이 아프다고 말하는 여성환자 중에는 병원에서 골다공증 진단

179

을 받은 경우가 꽤 있다. 칼슘제를 복용하는 경우는 일반적이고, 골다공증 주사를 맞거나 비타민D 영양보충제나 주사를 맞는다. 이렇게 해서 좋아지기도 하지만, 그렇지 않은 경우도 많다. 또 골다공증 수치는 좋아졌지만 몸의 불편함은 그대로인 경우도 많다. 뼈가 약해지는 것이 단순하게 몇 가지 영양제나 주사로 해결할 수 없고, 관절의 통증이 골다공증만의 문제가 아니기 때문이다.

뼈에 대한 고정관념을 버려라

우선 뼈에 관한 고정관념을 버려야 한다. 우리 몸을 이루고 있는 모든 세포들이 새로 만들어지고 없어지는 것처럼 내 뼈 또한 오늘과 한 달 후가 다르다. 골다공증은 뼈가 만들어지는 속도보다 더 빨리 파괴될 때 발생한다. 그리고 이러한 현상은 여성의 경우 폐경을 겪으면서 에스트로겐의 감소에 의해 가속화된다. 골다공증이 여성에 많은 대표적인 이유다.

하지만 이것만이 뼈를 약하게 하는 것은 아니다. 음식을 통해 뼈에 필요한 영양을 공급하지 못하는 것, 뼈로 하여금 스스로 튼튼해질 필요성을 느끼지 못하게 만드는 운동의 부족, 카페인과 술, 흡연, 스테로이드와 발작 억제제 그리고 항응고제와 같은 약물 또한 부정적인 영향을 준다.

골다공증은 매일 변하고 있는 뼈라는 인식을 바탕으로 뼈가 우리 몸의 다른 부분과 유기적으로 함께 영향을 주고받는 일부라는 관점에서 접근해야 한다. 건물의 철제빔이나 철근과는 다른 좀 더 복합적인 문제인 것이다.

신장의 기능이 충실해야 뼈가 튼튼하다

한의학에서는 뼈를 신장 시스템에 배속시킨다. 신장의 기능이 충실해야 뼈도 튼튼하고, 역으로 뼈의 상태를 통해 신장의 상태를 짐작한다. 골다공증이 있고 관절의 통증을 호소하는 환자들에게 신장을 보하는 약재와 음식을 처방하는 것은 이런 이유에서다. 하지만 이런 한약 처방과 신장과 뼈에 이롭다고 알려진 식재료만 먹는다고 뼈가 튼튼해지고 관절이 좋아지지 않는다. 이런 접근은 칼슘과 비타민D를 먹으면 골다공증이 해결된다는 접근과 다르지 않다.

한의학에서 신장은 물질과 에너지 중 가장 정밀하고 근원적인 것을 저장하는 기능을 의미한다. 우리가 먹은 음식과 호흡을 통해 만들어진 영양과 기운 중에서도 이런 성질과 관계가 있는 것이 존재한다. 앞에 인용한《동의보감》의 구절에서 음식의 영양이 여물어서 골수를 만든다고 하는 것도 같은 의미다.

신장은 계절로는 겨울과 하루 중에서는 밤에 배속된다. 즉, 모든 활동이 끝난 후의 정적인 상태 혹은 휴식을 통한 재충전의 의미를 지닌다. 너무 늦게 자지 않고, 충분하고 깊은 잠을 자는 것이 신장기능에 중요하고, 이를 통해 충전된 것을 바탕으로 다음 날 혹은 봄에 역동적인 활동을 할 수 있다고 본다. 수면시간이 짧을수록 골다공증의 위험이 높아진다는 것은 실제 연구결과로도 밝혀진 부분이다.

15분이라도 햇볕을 쬐고 좀 더 자라

칼슘과 함께 골다공증에 효과가 있다는 비타민D는 어떨까? 현대인이 비타민D가 부족해진 것은 제대로 먹지 못해서이기도 하지만, 실내에 있는 시간이 늘고 햇볕을 쬐는 시간이 부족한 탓이 더 크다. 또한 보충제를 먹는다 해도 간장과 신장의 기능이 떨어지면 몸에서 기능을 발휘하는 활성화된 상태로 변화하지 못한다.

간장과 신장이 지치는 가장 큰 이유는 피로와 스트레스 그리고 다양한 독소에의 노출과 수면부족이 대표적이다. 하루 15분이라도 팔과 얼굴에 햇볕을 쬐고 조금 더 자는 것이 뼈는 물론이고 나를 건강하게 하는 데 더 도움이 된다.

뼈에 자극이 가는 운동은 우리 몸이 뼈에 칼슘을 축적해서 골밀도를 높게 만든다. 모든 장기와 기관들은 적절한 자극이 없으면 퇴화하고, 너무 과도하면 망가진다. 20대의 건장한 청년들을 한 달 동안 병원 침대에 눕혀두는 실험을 했다고 한다. 그 결과 골다공증이 생기고 신장기능이 떨어지는 것은 물론 모든 활력징후가 형편없이 떨어졌다.

적당한 운동은 동물로서의 인간의 건강에 필수적이다. 또한 젊어서 뼈가 얼마나 튼튼한가가 이후의 뼈건강에 큰 영향을 준다고 하니, 젊을 때부터 내 몸과 감정상태에 맞는 운동을 하는 것은 매우 중요하다. 영양제나 견과류 같이 뼈에 도움이 되는 음식은 운동과 함께할 때 효과가 제대로 나타난다.

뼈대 있는 사람으로 건강하고 꿋꿋하게 살고 싶다면 하루의 식사를 잘 챙기고, 기쁘게 움직이고, 낮에는 햇볕을 쬐고 밤에는 잠을 자자. 이것이 기본이고, 가장 효과적이고 강력한 방법이다.

몸의 순환을 원활하게 하는
음식과 운동을 하라

⭐ 냄비에 짓는 흰쌀밥

외국인들에게는 생소하지만 한국인이라는 누구나 공감하는 것들이 있다. 음식에 관해서는 김이 모락모락 나는 흰쌀밥에 김 한 장 올려 한 젓가락을 뜨는 모습이 있다. 사실 맛 자체는 특별한 것이 없는데 우리 에게는 먹기도 전에 행복해지는 풍경이다. 우리가 밥심으로 산다는 표 현하는 것도 같은 맥락이리라.

흰쌀밥은 쌀과 물, 불과 시간의 조절을 통해 만들어내는 창작물이 다. 쉬운 듯하면서 어려운 것이 밥인데 잘 지어놓으면 변변한 반찬이 없어도 뚝딱 한 그릇을 먹을 수 있는 매력이 있다. 불의 조절을 통해 누룽지를 만들어 간식으로 먹을 수 있고, 누룽지에 물을 부어 끓여 숭 늉으로 마시며 밥상을 마무리하기도 한다.

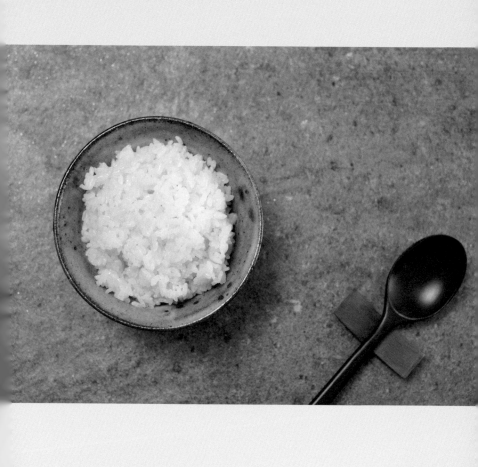

크기, 찰기, 단맛 등이 저마다 다른 여러 품종의 쌀들이 있으니 자신이 좋아하는 밥맛을 가진 쌀을 찾아 먹는 재미가 있다. 식어도 맛있어서 도시락으로 싸도 좋은 쌀, 김밥이나 초밥에 어울리는 쌀, 죽으로 괜찮은 쌀, 떡을 찌면 좋은 쌀 등이 있으니 용도에 맞는 쌀을 찾아 더 맛있는 밥상을 차리면 좋겠다.

🍚 재료

쌀 2컵, 물 2.5컵

🔍 만드는 법

1 쌀을 씻는다.

❶ 쌀에 물을 붓고 대충 씻는다는 기분으로 휘휘 저어 재빨리 물을 버린다.

❷ 박박 문지르지 말고 손바닥으로 비비면서 부드럽고 꼼꼼하게 씻는다.

❸ 두세 번 휘휘 저으면서 씻어 체에 밭쳐 40분간 불린다.

2 물과 함께 불린 쌀을 넣고 센 불로 밥을 한다(냄비에 밥을 할 때는 끓어 넘치지 않도록 주의해야 한다 - 유리뚜껑 추천).

3 밥이 끓기 시작하면 약한 불로 줄이고 15분간 익힌다.

4 불을 끄고 뚜껑을 열지 말고 5분간 뜸을 들인 후 고루 섞어 밥을 푼다.

《동의보감》은 나에게 있어 늘 숙제 같은 책이며 넘어야 할 큰 산 같은 책이었다. 어쭙잖게 《동의보감》을 공부해보겠다고 나선 것이 문제였는지도 모른다. 책을 펼치고 〈신형장부도〉를 만나면서 익숙하지 않은 인체의 그림이며 한자들에 의해 이미 주눅이 들었기 때문이다. 그런데 오늘 다연한의원 김형찬 원장님께서 보내신 《동의보감》이 본 건강의 핵심은 깊고 옹근 호흡과 몸 그리고 마음〉이란 원고 안에서 〈신형장부도〉를 다시 만났다. 어쩌면 이제는 〈신형장부도〉와 친해지고 《동의보감》을 제대로 읽어야 할 때가 아닌가 하는 생각이 든다.

어설프게 《동의보감》을 읽는 동안 나는 쌀과 밥, 혹은 죽이나 미음 등에 관심이 많아졌다. 특히 모유가 모자라는 영유아들이 밥을 끓이다 위에 막이 생기면서 엉기는 걸쭉한 밥물만 먹고도 잘 자라는 것에서 그 관심은 커졌다. 그 영유아들 중에 나도 낀다. 같은 해에 태어난 막내 외삼촌과 엄마젖을 같이 먹고 자란 것이 그 이유다.

《동의보감》을 다시 읽어보리라 마음먹으면서 가장 인상 깊었던 밥을 짓는다. 밥물이 맑은 물이다가 점점 걸쭉해지고 마침내는 쌀로 잦아드는 밥을 냄비에 아주 천천히 짓는다. 그저 배를 불리는 한 끼 밥이 아니라 입을 통해 몸으로 들어가 소화·흡수되어 건강의 근간이 되고 밥상의 중심인 밥을 짓는다. 밥은 온전히 나를 키우는 유일한 음식이니까.

《동의보감》이 본 건강의 핵심은 깊고 옹근 호흡과 몸 그리고 마음

《동의보감》을 관통하는 인체관과 건강의 핵심

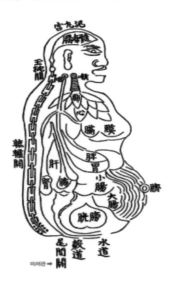

〈신형장부도(身形臟腑圖)〉

_《동의보감》〈내경편〉 권1 '신형(身形)' 중에서

《동의보감》을 읽다 보면 가끔 의외의 내용을 발견한다. 예를 들면 약초 편의 맨 앞에서 물을 말한다. 허준은 귀하고 비싼 약초보다 물을 먼저 알아야 한다고 생각한 것이다. 그런 낯섦을 마주하면 신선한 충격에 휩싸인다. 지금과는 사뭇 다른 당시의 의사들과 지식인들이 바라본 세계와 사람을 만나기 때문이다.

《동의보감》 본문 맨 앞에는 〈신형장부도〉란 이름의 그림이 등장한다. 입을 살짝 벌리고 콧구멍을 벌름거리는듯한 모습은 조금 우습기까지 하다. 하지만 허준이 혼신을 기울인 저술의 맨 앞에 독자들에게 웃음을 주려고 이 그림을 넣진 않았을 것이다. 나는 여기에《동의보감》 전체를 관통하는 인체관과 건강의 핵심이 있다고 생각한다.

몸속의 흐름이 가장 중요하다

〈신형장부도〉는 몸의 정면이 아니라 측면을 보여준다. 이것은 실제 장부의 구조도 봤지만, 기능 특히 몸속의 흐름을 중요하게 생각했기 때문으로 보인다. 한의학에는 경락시스템과 같은 순환시스템이 존재하지만, 가장 중요하게 생각한 것은 '수승화강水升火降'으로 표현하는 종적인 순환이다.

여기서 흥미로운 사실은 자연에서 물은 아래로 흐르고 불은 위로 타오르는 것과 반대의 흐름이라는 점이다. 즉, 한 개체가 생명을 유지하기 위해서는 몸속에서는 자연의 흐름과는 정반대의 흐름이 있어야 한다고 본 것이다. 그 흐름을 유지하는 힘이 사라지면 개체의 속성도 사라지고 자연으로 돌아간다. 이것은 인간뿐만 아니라 몸을 가진 모든 생명체에게 공통된 점일 것이다.

이러한 생각은 입을 벌리고 코를 벌름거리는 듯한 모습과 서로 통하는 점이 있다. 코를 통한 공기가 들고 나고, 입을 통해 들어온 음식물이 위장관을 통과해 배설된다. 우리는 그 과정에서 얻은 것으로 생명을 유지한다. 음식이 중요한 이유도 이 때문이다. 내가 먹는 것 자체가 나를 만들기 때문이다. 경락시스템에도 나타나지만, 인간을 외부와 쉼 없이 소통하는 존재라고 봤고, 그래서 그 통로인 입과 코를 열어 둔 상태로 표현했다고 생각한다.

머리와 몸통의 기능을 활성화해서 병을 막는다

다음으로 눈여겨볼 점은 팔다리를 생략하고 머리와 몸통만 그린 점이다. 이것은 생명의 중심이 뇌가 있는 머리와 장부가 채우고 있는 몸통에 있다고 봤기 때문이다. 팔다리가 잘려도 살 수 있지만, 뇌나 장기가 없으면 생존할 수 없다는 것은 누구나 다 아는 사실이다. 하지만 나는 《동의보감》의 생각이 여기서 한 걸음 더 나간다고 본다.

어떻게 하면 머리와 몸통의 기능을 활성화해서 병의 예방과 치료 그리고 좋은 건강을 오래 유지할 것인가까지 나갔다는 것이다. 그리고 이것의 핵심이 바로 앞서 이야기한 수승화강으로 대표되는 내부 흐름

제철 채소·과일식으로 건강을 지키는 **맛있는 음식보감**

의 활성화다. 막힘없이 그리고 충실하게 장부와 뇌로의 흐름이 지속되면 좋은 기능을 유지할 수 있다고 본 것이다.

이 흐름을 어떻게 활성화할 것인가에 대한 고민을 했을 것이고, 이에 관한 내용이 《동의보감》의 곳곳에 흩어져 존재한다. 약과 침과 뜸 같은 구체적인 치료법에도 표현되어 있지만, 일상생활에서의 실천을 더 중시했다. 발생한 병을 치료하는 것보다 그것을 예방하는 것이 더 효율적이고, 예방의 핵심은 일상에 있기 때문이다.

호흡과 몸의 움직임 그리고 생각이 핵심

다양한 방법들을 소개하지만 나는 호흡과 몸의 움직임 그리고 생각이 핵심이라고 본다. 건강을 위한 호흡이라고 하면 흔히 단전호흡을 떠올린다. 하지만 왜 단전호흡인가를 물으면 그 답은 추상적인 경우가 많다. 〈신형장부도〉의 공간은 머리와 가슴 그리고 배로 나누어볼 수 있다.

각각의 공간은 두개골과 흉곽 그리고 복강이라고 표현한다. 뇌와 중요한 장기를 보호하기 위한 선택으로, 구조가 단단할수록 운동성은 떨어진다. 호흡의 압력을 아랫배까지 내려서 숨을 쉬는 것은, 가장 부드럽고 탄력적인 복강이라는 구조를 펌프처럼 이용해서 가슴과 머리까지 내부의 흐름을 활성화하는 효과적인 방법이다. 아랫배까지 내릴수록 더 큰 압력을 만들 수 있으므로 단전이란 개념을 쓰게 된 것으로 생각한다.

팔과 다리의 움직임 또한 내부의 흐름을 활성화하는 좋은 도구가 될 수 있다. 동양의 운동법들은 특정한 기능을 획득하기 위한 것뿐만 아니라, 인체 내부의 흐름을 활성화하기 위한 방법을 그 기본에 두고 있다. 근력을 기르는 것과 함께 부드러움과 탄력 그리고 인체의 각 부분을 가동범위 내에서 최대한 움직이는 방식을 강조하는 것은 이런 이유 때문이다. 둔하고 큰 힘보다는 부드럽고 탄력 있는 힘이 순환을 활성화하는 데 효과적이라고 생각했다.

생각이 가진 힘을 키우는 방법

생각이 가진 힘에 대해서는 많은 사람들이 공감한다. 그럼 이것은 어떻게 키울 수 있을까? 마음공부라고 말할 수 있는 이 분야의 전문은 본래 종교였을 것이다. 운동선수가 근육을 키우듯 생각 또한 적극적으로 길들여야 필요할 때 제대로 쓸 수 있다. 《동의보감》은 당시 지식인들에게서 유행하던 도가적 양생법의 영향으로, 생각으로 직접 들어가기보다는 호흡과 몸의 움직임 등을 통해 뇌를 길들여 의식을 맑게 하고 생각의 힘을 키우는 방법을 말한다.

현대는 너무 많은 정보가 난무하는 시대다. 그런데 그것들이 또 들어보면 아주 그럴싸해서, 내 문제를 해결해줄 것처럼 보이지만 실상은 그렇지 않은 경우가 훨씬 더 많다. 각자의 사정이 다 다르고 몸과 마음은 제법 복잡하기 때문이다. 이럴 땐 중심과 기준을 잡아야 한다. 몸과 마음을 다잡기 위해서는 좋은 음식과 규칙적인 운동이 필요하다. 마치 따뜻한 밥 한 공기가 하루를 살아가는 힘의 밑바탕이 되듯이 말이다.

나는 《동의보감》 첫머리의 조금 우스꽝스러운 그림이 답이 될 수 있다고 생각한다. 그리고 〈신형장부도〉를 통해 허준이 바라본 좋은 건강을 "깊고 옹근 호흡과 몸 그리고 마음"이라고 정리한다. 이 문구를 척도로 삼아 쏟아지는 정보를 걸러낼 수 있다면, 정보에 현혹되지 않고 내게 맞는 건강을 만들어갈 수 있을 것이다.

번열을 내리고 건강을
이완시키는 치자를 활용하라

|O| 치자밥과 굴비구이

영화나 드라마에서 흥분했다는 것을 나타내는 방식으로 붉게 상기된 얼굴을 보여줄 때가 많다. 한자 그대로 화가 정말 불처럼 몸에 열을 내는 것이다. 그런데 정작 울화는 가슴에 맺힌다. 그러니 에어컨 바람으로도 식힐 수 없는 이 열을 내릴 방법이 필요하다.

우리나라의 독특한 문화와 연관된 질병 중에 대표적인 것이 바로 '화병'이다. 사전에서는 억울한 일을 당했거나 한스러운 일을 겪으며 쌓인 화를 삭이지 못해 생긴 병으로 정의하는데, 그 화가 쌓이는 부분이 바로 가슴이다.

천연염색의 재료로도 이용되는 치자는 가슴의 열을 내리고, 소변을 잘 나오게 하는 효과가 있다. 치자는 감기에 걸렸을 때 나는 것과 같은

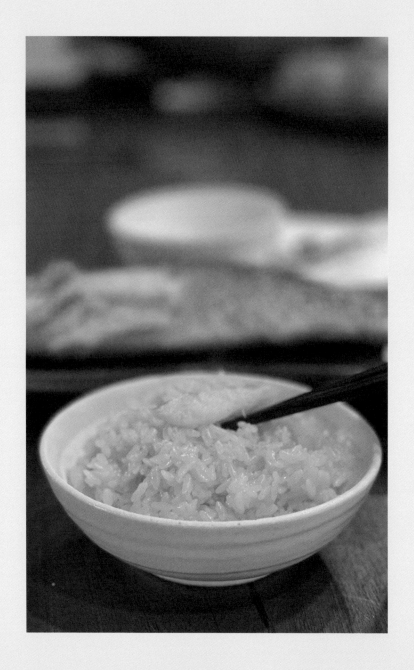

체온계 상의 열보다는 가슴속이 답답하고 괴로운 번열煩熱을 내리는
데 효과적이다. 평소 소화기가 약하고 변이 묽은 사람들은 주의해서
써야 한다.

🗲 재료

쌀 2컵, 치자물 2컵, 치자물, 치자 10g, 물 3컵

🔍 만드는 법

1 찬물에 치자를 대강 잘라 넣고 30분간 우린다.
2 쌀은 손으로 살살 비비면서 3~4번 씻는다.
3 씻은 쌀을 체에 밭쳐 치자물 우리는 동안 불린다.
4 압력밥솥에 불린 쌀과 치자물 2컵을 같이 넣고 흰밥을 하듯 밥을 한다.
5 김이 저절로 빠질 때까지 두었다가 솥뚜껑을 열고 밥을 살살 섞어 푼다.

다른 사람은 모르겠으나 명절이 다가오면 나는 늘 조바심치면서 나를 들볶는다. 아마도 어린 시절 친정에서 보냈던 명절의 기억 때문인 것 같다. 월남해 가정을 이루셨던 아버지에게는 하나뿐인 남동생과 하나뿐인 누나가 있었다. 아버지에게나 귀한 사람들이었지만 어머니에게는 그저 시가 사람들이라 오로지 섬김의 대상이었다. 거기에 더해 절대로 일찍 와서 전 한 점 부치는 법 없는 작은어머니도 있었다. 명절마다 반복되는 구구절절한 원망의 소리와 함께 그 모든 일거리가 나한 사람에게 쏟아지는 불합리함을 견디기 쉽지 않은 나이였다. 그때의 나도 위로가 많이 필요한 사람이라는 걸 어머니는 모르셨다.

그런 어머니를 보고 자랐음에도 나는 용감하게 어머니처럼 큰며느리가 되었고, 어머니를 떠올리며 해마다 명절을 보낸다. 손아래 동서들이 많기는 하지만 누구에게도 미리 오라고 하지도 않고 안 온다고 뭐라 하지 않는다. 혼자 할 일이라 생각하고 한다. 일의 분담 때문에 어머니처럼 스트레스를 받고 싶지 않은 생각에서다. 그렇다고 대부분 가정에서 볼 수 있는 '며느라기' 스트레스가 없는 것은 절대 아니다.

명절 앞뒤로 시간을 내야 할 만큼 많은 일거리는 생각만으로도 스트레스 덩어리 그 자체다 사실. 명절에 차례상 차리는 일도 버거운데 몇 끼가 될지 알 수 없는 시댁 식구 밥상 차리는 일, 청소, 이불 빨래, 뒷정리 등이 고된 일이기 때문이다. 스트레스는 여기서 멈추지 않을 수도 있다. 지금도 그다지 좋아지지 않았지만 차례상 장보기와 친인척이 다 모여 몇 끼를 먹을 장 보는 비용이 만만찮으니 스트레스의 주범이 되기도 한다. 그리고 설날에는 조카 녀석들 세뱃돈까지 준비해야 하니….

올 설날이라고 다르지 않을 것이다. 그래서 미리 준비해놓는다. 치자 몇 쪽, 그리고 굴비 한 마리. 오로지 설날 지나고 나 혼자 차려 먹을 밥상을 위해 무심하게 그러나 아무도 찾지 못하게 숨기듯 남겨둔다.

그리고 설날 뒷설거지 끝낸 후 혼자 차려놓고 의식을 치르듯 먹을 예정이다. 가슴속에 이는 불을 끄고 답답함을 풀어줄 치자 한쪽 넣고 노랗게 밥을 해야지. 노랑노랑 예쁜 밥 한 그릇, 거기에 굴비 한 마리 통째로 구워 앞에 놓고 앉아 내 편 아닌 것 같던 남편 껍질도 벗기고, 시누이 말에 숨어 괴롭히는 뼈도 발라내고, 입에 쓴 내장을 씹으며 일하러 일찍 안 왔던 동서들도 같이 씹을 것이다. 먹다 보면 굴비는 온데간데없고 뼈만 남을 것이다. 그러는 사이 며칠간 열받게 하던 많은 순간이 다 정리되어 날아오를 것처럼 나는 가벼워질 것이다.

손이 뜨겁다면 의식적으로
긴장을 풀어라

손이 찬 사람은 마음이 따뜻한 걸까?

심장에 열이 있는 것은 살짝 누르면 피부와 근육 사이에서 있어서 가볍게 눌러도 느낄 수 있다. 살짝 누르면 피모의 아래에서 열을 느낄 수 있지만, 조금 더 힘을 주어 누르면 전혀 열을 느낄 수 없는데, 이것은 열이 혈맥에 있기 때문이다. 한낮에 제일 심해지는데, 그 증상은 가슴이 답답하고 명치가 아프며 손바닥에 열이 나면서 헛구역질을 하는 것이다(心熱者 微按至皮膚之下 肌肉之上 輕手乃得 微按至 皮毛之下則熱 少加力按之則全不熱 是熱在血脈也. 日中太甚, 其證 煩 心 心痛 掌中熱而噦).

_《동의보감》〈잡병편〉 권3 '화(火)' 중에서

출근길, 시사 프로그램을 듣다가 괜히 기분이 나빠져 음악프로그램으로 주파수를 돌린다. 귀에 익은 쇼스타코비치의 왈츠가 흘러나오며, 남녀 주인공의 대화가 이어진다.

인우   "손이 차가워요."
태희   "저 원래 손 차요, 마음이 뜨겁다 보니까."
인우   "아…."
태희   "후훗."

빨간 석양을 배경으로 태희와 인우가 마치 그림자놀이처럼 왈츠를 추는 이 장면은 영화 〈번지 점프를 하다〉에서 잊히지 않는 장면 중의 하나다. 오래전 봤던 영화의 내용을 떠올리며 음악을 듣고 있으니, 직업병이 재발하며 '정말 마음이 뜨거우면 손이 찬 걸까?' 하는 의문이 든다.

출근하자마자 《동의보감》을 펼치고 심열心熱을 찾아본다. 아니! 그런데 이게 웬걸? 손바닥에 열이 난다고 떡 하니 쓰여 있다. 마음이 뜨거운 사람과 심장에 열이 있는 사람은 역시 다른 이야기였던 것이다.

신경이 예민한 사람들은 만성긴장 상태에 빠지기 쉽다

사랑에 빠진 태희는 자신의 마음을 뜨겁다고 말했지만, 흔히들 '손이 차면 마음이 따뜻하다'는 말을 하곤 한다. 의서에 표현된 치료해야 할 병인 심장의 열이 아니라면, 이 손이 차면 마음이 따뜻하단 말은 어디서 온 걸까? 생각해본다. 곰곰이 생각한 끝에 아마도 '마음이 여리고, 섬세하고 조금은 예민한' 사람들을 위한 배려의 표현이 아닐까 하는 결론에 이른다.

우리가 흔히 '신경이 예민하다'고 하는 사람들은 남들보다 좀 더 많은 것을 느낀다. 이런 환자에게는 감도가 좋은 기계와 같다고 말한다. 이런 성향이 꼭 나쁜 것은 아니다. 사람 간의 관계나 업무에서 남들이 놓치기 쉬운 것들을 배려하고 처리하는 것은 이런 사람들만이 할 수 있는 일이다.

하지만 이런 장점의 이면에는 남들은 알지 못할 고충이 존재한다. 다른 사람들은 그냥 넘어갈 일도 마음에 걸리고, 때론 오랫동안 속에 담아두기 쉽다. 이런 일이 반복되다 보면 마음을 다치고 몸은 지치게 된다. 자신도 모르는 사이에 신경계가 만성긴장 상태에 빠지고 마는 것이다.

생존을 위해 필요했지만 지금은 도리어 나를 해치게 된다

이런 사람의 상태를 달리 표현하면 자율신경계에서 교감신경이 쉽게 우위를 점한다고 할 수 있다. 교감신경은 우리 몸이 위험 상황과 같은 스트레스에 효과적으로 대응하도록 돕는다.

교감신경이 흥분하면 "동공과 기도를 확장하고 눈물과 침의 분비를 억제하고, 심장박동을 촉진하며 간에서 포도당의 생산과 방출을 늘게 한다. 소화효소의 분비를 줄이고 위장의 연동운동을 억제하며, 신장의 소변생산을 줄이고 방광을 이완시킨다. 아드레날린과 노르아드레날린의 분비를 촉진하고, 혈관을 수축시킨다."와 같은 반응이 일어난다.

이런 반응들은 위험한 상황에서 도망치거나 싸우기 위한 상태를 만드는 것으로, 이것은 생물의 생존에 필수적인 요소다. 쉽게 외부의 상황을 알아차리고 대응하는 것은, 위험한 상태에서 남들보다 빨리 벗어나는 데 유리했을 것이다. 어쩌면 이로 인해 인류 진화의 과정에서 이런 성향의 사람들이 더 잘 살아남았을 수도 있다. 하지만 지금은 위험 신호들의 종류와 양이 과거보다 너무 많이 증가했다. 일일이 대응하다 보면 살기 힘든 세상이 된 것이다.

아마도 영화 속 태희의 손이 차가운 것은 이런 긴장 반응에 따른 혈관의 수축 때문이었을 것이다. 그녀는 평소에 소화불량에 잘 걸리거나, 입술이 잘 마르고, 안구가 건조했을지도 모른다. 잠을 이루지 못하거나, 자다 깨서 다시 자지 못하고 아침을 맞았을 수도 있다.

이런 여리고 예민한 사람들이 가지는 또 하나의 문제는 쉽게 긴장한다는 것도 있지만 이것을 적절하게 풀어내지 못한다는 점이다. 남에게 싫은 소리를 못 하고 꾹 참다 보니 이것이 쌓여서 이런저런 불편함을 만들어낸다. 울화병도 되고 우울증도 되고 심하면 공황장애가 찾아오기도 하고 극단적인 선택으로 이어지기도 한다. 생존을 위해 필요했던 것이 도리어 나를 해치게 된 것이다.

의식적으로 긴장을 풀어내라

이런 기질의 사람들은 의식적으로 긴장을 풀어내야 한다. 내 뜻과 상관없이 몸이 알아서 그런 상태에 빠지고 오랜 기간 그렇게 살아왔기 때문에, 자신이 더 긴장한다는 인식이 없는 경우가 많기 때문이다. 일정 기간의 의식적인 이완 이후에야 자신의 긴장을 알아차리게 된다. 무의식적인 긴장을 의식적인 이완을 통해 인지하는 것이다.

이와 함께 틈틈이 소소하게 그리고 끊임없이 자신을 위한 무언가를 하는 것이 가장 좋다. 마이너스를 덜어낼 수 없다면 내가 행복하고 좋은 것을 더해서 균형을 잃지 않을 수 있다. 울화를 가라앉힐 수 있는 치자를 이용한 밥 한 상 차려 혼자만의 만찬을 즐기는 것도 나쁘지 않을 것이다.

인간이 문명은 나아가는 듯 보이지만 인간이 가진 야만은 크게 변하지 않고, 여리고 섬세한 사람들의 상처 또한 더하면 더했지 줄어들지 않을 것 같다.

자신을 스스로 위하고 지킬 수 있어야 건강할 수 있다.

오히려 적당히 움직일 수 있는 음식을 만들어보라

🍴 매운더덕볶음

한식에 특징 중 하나가 손이 가는 음식이 많다는 것이다. 심지어 메인도 아니 사이드인데 여간한 정성이 드는 것이 아니니 먹기는 쉬워도 준비하기는 어렵다. 제철에 입맛을 돋우는 더덕도 먹기 위해서는 일일이 손으로 껍질을 벗겨야 하니 맛도 좋고 몸에도 좋지만 막상 엄두가 나지 않기 마련이다.

지하철역에 들어섰을 때 풍겨오는 더덕향을 따라가다 보면 역사 한 구석에서 더덕의 껍질을 벗기고 있는 할머니를 발견할 수 있다. 산중에서 바람에 혹은 옷깃에 잎과 넝쿨이 스치면서 퍼지는 더덕향은 산행의 피로를 씻어낸다.

이처럼 향이 좋은 더덕은 폐의 기를 보하면서도 진액이 풍부해 폐

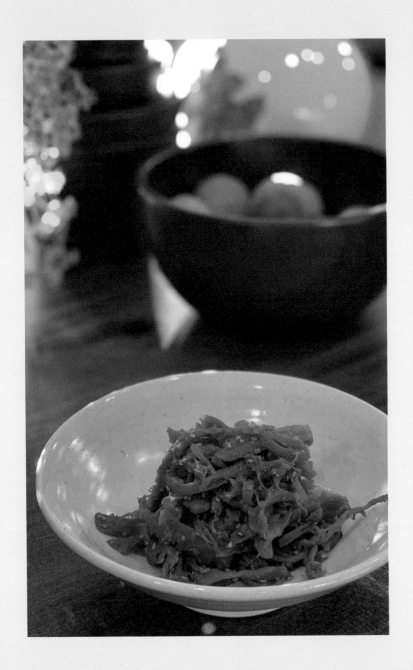

와 기관지를 촉촉하게 해주고 염증을 가라앉히는 효능이 있다. 또한 젖을 잘 나오게 하는 효능이 있어서 돼지족이나 목통과 같은 약재와 배합해서 산모에게 쓰기도 한다.

재료

손질한 더덕 300g, 들기름 2큰술, 간장 1.5큰술, 고춧가루 2큰술, 조청 1작은술, 쪽파 5뿌리, 다진 마늘 1작은술, 깨소금 1큰술

만드는 법

1 더덕을 깨끗이 씻어 껍질을 벗긴다.
2 껍질을 벗긴 더덕을 3~4cm 길이로 잘라 반을 가른 다음 방망이로 밀어 살살 두들긴다.
3 두들겨 부드러워진 더덕에 들기름, 간장, 고춧가루, 조청, 마늘을 넣고 바락바락 주물러 간이 배이게 한다.
4 쪽파는 다듬어 송송 썬다.
5 둥근 프라이팬을 불에 올려 달군다.
6 프라이팬이 달궈지면 간을 한 더덕을 넣고 타지 않게 짧게 볶는다.
7 불을 끄고 쪽파와 깨소금을 넣고 한 번 섞는다.
8 그릇에 담아낸다.

밥이 하기 싫어 매식을 하기도 하고 때로 라면을 끓여 먹기도 한다. '그런 날도 있는 게지 뭐.' 하는 생각이 행동을 지배하는 날이다.

하지만 어느 하루는 장에 나가 고구마줄기를 한 보따리 사다가 밤이 깊어가는 줄도 모르고 손끝이 새까매지도록 껍질을 까느라 부산을 떤다. 이게 무슨 짓인가 하다가도 막상 담가진 김치를 사람들이 맛있다고 하면 그간의 수고로움이 한방에 다 날아가는 순간을 만난다. 천천히 익혀 먹다가 꼭 한 보시기 남겨 생선을 넣고 푹 조려 먹는 것으로 고구마줄기 김치는 그 생명을 다하고 나의 여름도 끝이 난다.

나는 다른 사람들에 비해 비교적 쉽게 밥을 하고 반찬을 만든다. 하지만 아주 가끔씩은 식재료를 앞에 놓고 앉아 고구마줄기를 까던 날처럼 하염없이 손가락과 손목, 어깨를 혹사하는 반복적인 작업을 하며 아픈 속도 달래고 이런저런 생각들을 정리하기도 한다.

가을이 오면 내가 집착하고 미련을 떠는 대표적인 식재료는 더덕이다. 한 뿌리 한 뿌리 까다 보면 손에 진액도 묻어나고 시작할 때의 예상과는 달리 더덕은 줄어들 줄 모른다. 하지만 나는 까다로운 작업을 멈출 생각이 없다. 더덕 봉지를 손에 든 순간부터 씻어서 껍질을 까는 내내 감당할 수 없이 내 코를 자극하는 그 향에 취해 헤어날 수 없어서다.

장아찌도 좋고 생으로 무치는 나물도 좋고 구이도 좋지만 나는 간장과 고춧가루를 이용해 최단시간 볶아내는 방법을 가장 좋아한다. 생더덕처럼 향이 화려하지는 않으나 한입 베어 무는 순간 간장이 내는 짠맛에 고춧가루들이 톡 쏘며 자극하는 맛이라니…. 그러다 보면 볶았으나 아직은 아삭한 더덕의 식감이 "한 번 더, 한 번 더!"를 외치며 젓가락질을 멈출 수 없게 한다. 몇 시간을 앉아 껍질 까고 두들기느라 보낸 시간들에 대한 보상으로 부족함이 하나 없다. 더할 나위 없이 좋아서 너무 좋다.

편한 게 좋은 것이 아니라
불편한 것이 약이 될 때가 있다

몸과 마음이 한가해서 생기는 병

아무 이유 없이 피곤할 수 있다. 무거운 물건을 들거나 별거 아닌
일을 온종일 한다고 해서 그런 것이 아니라, 이 증상은 한가한 사람
에게서 많이 생긴다. 한가롭게 노는 사람은 몸을 움직여 힘을 쓰는
때가 많지 않고 배부르게 먹고 앉거나 눕는다. 이로 인해 기혈의 순
환이 잘되지 않고 막혀서 피곤해지는 것이다(臞仙曰 人之勞倦 有生
於無端 不必持重執輕 仡仡終日 惟是閑人 多生此病 盖閑樂之人 不多
運動氣力 飽食坐臥 經絡不通 血脈凝滯 使然也).

_《동의보감》〈내경편〉 권1 '기(氣)' 중에서

환자분들 중에는 찜질방과 마사지 마니아들이 꽤 많다. 몸이 무겁
고 찌뿌듯할 때 땀을 쭉 빼주거나 마사지를 받으면 그렇게 시원하고
좋을 수가 없다고 한다. 그러면서 받을 때는 날아갈 것 같은데 좀 지나

면 안 좋아져서 다시 찾는다면서 스스로 중독된 것 같다고 말한다. 최근에는 이런 분들이 애용하는 메뉴에 도수치료란 품목이 추가되었다.

그런가 하면 텔레비전 앉거나 누워 있기만 하면 알아서 편하게 건강하게 만들어준다는 광고가 넘친다. 내가 가만히 있어도 누군가에게 혹은 기계에 맡기면 알아서 다 해준다니! 정말 이보다 더 좋을 수 없다.

물론 마사지와 도수치료를 좋아하는 사람 중에 《동의보감》에서 말하는 한가한 사람들은 많지 않다. 현대 사회의 라이프 스타일을 감안하면, 도리어 일상의 무게에 몸과 마음이 지친 사람들이 더 많을 것이다. "귀한 사람은 겉으로는 즐겁지만 마음이 고단하고, 보통 사람은 마음은 한가롭지만 겉으로는 고되다."고 했지만, 아파서 한의원을 찾은 사람들의 이야기를 들어보면, 몸도 마음도 모두 고단한 보통사람들이다. 어쩌면 그래서 누군가의 손과 기계의 힘을 빌려 잠시라도 위안을 얻으려는 것인지도 모른다는 생각도 든다.

편한 것이 꼭 좋은 것만은 아니다

하지만 여기에는 함정이 있다. 살면서 늘 느끼는 것이지만, 너무 쉽거나 다른 사람의 힘을 빌려 이룬 것은 내 것이 될 수 없고 오래가지 않는다. 또한 그것에 맛을 들일수록 점점 더 의존적으로 길들여진다. 서면 앉고 싶고, 앉으면 눕고 싶은 것이 사람의 마음인지라 나도 모르게 점점 그렇게 되고 만다. 좋은 게 좋은 거라지만, 건강을 관리할 때 편한 것이 꼭 좋은 것만은 아니다.

우리는 왜 편한 것을 좋아하게 된 것일까? 인류의 문명이 지금처럼 발달하지 않고, 인간종이 다른 종의 먹이가 될 수 있었던 시절을 상상해보자. 그 시절의 인류는 정말 생존에 필요한 최소 조건을 충족하기 위해 부단히 애를 썼을 것이다. 한 덩어리의 고기를 얻기 위해 동물이 더위에 지쳐 쓰러질 때까지 7~8시간을 따라가는 모습을 상상해보라.

그렇게 애써서 배를 채운 후의 휴식은 정말 달콤했을 것이다. 그러면서 '아~ 내일은 조금 더 쉽게 식량을 구하고 더 쉴 수 있으면 좋겠다.'라고 생각했을지도 모른다. 그때나 지금이나 사람이 생각하는 일이란 비슷했을 테니까 말이다.

잠깐의 위로가 스스로 할 수 있는 힘을 약하게 만든다

이 시절의 강력한 기억은 문명화된 현대인에게도 남아 있는 것 같다. 지금도 절대적인 식량부족으로 굶어 죽는 사람들도 있지만, 인류의 상당수는 자랑스러운 문명의 혜택으로 과거와 비교할 수 없이 편하게 살고 있다. 클릭 몇 번만으로, 고기 한덩이, 심지어 그것도 포장만 풀면 먹을 수 있게 조리된 상태로 문앞에 도착하는 시대가 되었다.

하지만 이 풍요로움을 한 겹 걷어내고 보면 현대인 또한 과거의 호환마마와 보릿고개 만큼이나 지독한 사람에 의한 차별과 위협 속에서 살아간다. 겉모습은 21세기의 첨단 문명인이지만, 약육강식과 적자생존이라는 정글의 법칙은 현대사회에도 동일하게 적용되는 것이다.

이런 위협과 불안 속에서 살아가는 사람들의 마음속에 "가만 있으면 우리가 다 해줍니다."라는 달콤한 말이 파고든다. 물론 어떤 순간에는 이런 거짓 위로라도 필요할지 모른다. 숨은 돌리고 살아야 할 테니까 말이다.

하지만 잠깐의 위로가 주는 편한 맛에 길들여질수록 스스로 할 수 있는 힘은 점점 약해진다. 뿌리 없는 나무처럼 쉽게 흔들리고 무너지는 사람들이 느끼는 것은 어쩌면 이런 거짓 위로 때문인지도 모른다.

나에게 필요한 몸과 마음의 운동을 하라

쉽고 편한 방법을 선호하는 환자분들에게는 나에게 필요한 몸과 마음의 운동을 하길 꼭 당부한다. 잠깐 편한 맛에 기댈 수는 있다. 하지만 이것은 언제까지나 정말 임시방편일 뿐이다. 결국은 내가 변화해야 한다.

치료 또한 마찬가지다. 의사는 건강을 회복하는 방법을 의논하고 잠시 도움을 받고 함께 가는 존재다. 이후에는 내 힘으로 몸과 마음을 옹글게 만들고 흐름을 활성화해야 한다.

조금 불편하더라도 내가 할 일은 내가 하는 것이 맞다. 힘들고 지칠 때는 간편식으로 식사를 때울 수도 있지만, 나물 한 그릇을 위해 몇 시간의 정성을 들이는 것은 맛뿐만 아니라 나를 건강하게 만드는 행동이 될 수 있다.

소화기를 보충하는 음식으로 흐름을 개선하라

♨ 서여향병

예전에 자주 먹었지만 한동안 찾지 않다가 다시 주목받는 식재료들이 있다. 때론 추억의 맛을 찾은 결과이기도 하지만 대부분은 건강에 좋기 때문이다. 선현들의 지혜를 현대에 다시 깨닫게 된 것이다. 문제는 요즘 입맛에 맞게 만드는 것인데 먹방이 대세인 시대인 만큼 다양한 레시피로 우리의 입을 즐겁게 만들어준다.

백제 무왕과 신라 선화공주의 러브송인 〈서동요〉에서 서동薯童은 '마를 캐는 아이'란 뜻이다. 이를 보면 아주 오래전부터 마를 약재이자 구황작물로 이용했음을 알 수 있다. 한의학에서 마는 소화기가 약해서 생기는 설사와 식욕부진, 몸이 약해서 생기는 해수증와 소갈증 그리고 소변을 자주 보고 정액이 새는 증상에 쓴다.

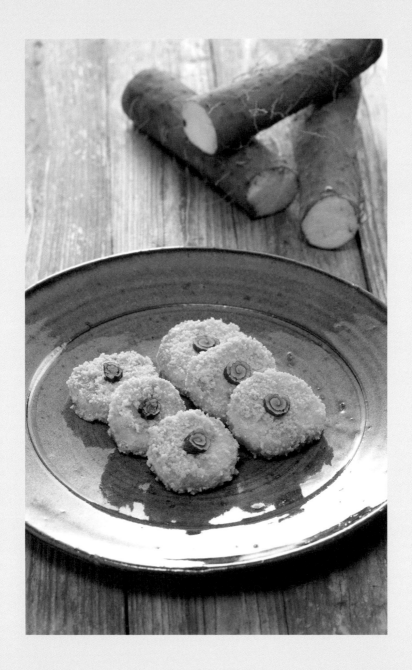

설사를 하면서 몸이 약해졌을 때, 볶은 찹쌀가루와 마를 가루 낸 것 그리고 후춧가루를 조금 섞어서 뜨거운 물에 타서 스프처럼 마시는 양원산은 상비약으로 기억해둘 만하다.

⚖ 재료

마 500g, 찹쌀가루 200g, 잣가루 100g, 식용유, 꿀 적당량

🔍 만드는 법

1 마는 직경이 5cm 정도로 일정하고 곧은 것을 준비한다.
2 마의 껍질을 벗기고 0.5cm 두께로 썬다.
3 김이 오른 찜통에 썰어놓은 마를 가지런히 넣고 5분간 찐다.
4 찐 마를 꿀에 재워 30분간 둔다.
5 잣을 한지에 놓고 종이를 바꿔가며 곱게 다져 가루를 만든다.
6 꿀에 재운 마를 건져 찹쌀가루에 굴려 골고루 가루를 묻힌다.
7 프라이팬을 달군 다음 식용유를 두르고 4의 마를 뒤집어가며 중간불에서 앞뒤로 노릇하게 부친다.
8 기름에 부친 마에 잣가루를 묻혀 그릇에 담아낸다.

제철 채소·과일식으로 건강을 지키는 **맛있는 음식보감**

마를 입에 넣는 순간 미끈거리면서 씹으면 사각한 식감이 동시에 온다. 그래서 다른 채소나 과일처럼 생으로 먹기 불편한 식재료다. 일본은 주로 갈아서 음식에 활용하고 우리는 쪄서 말린 가루를 건강을 위해 먹거나 고기를 먹을 때 구이 정도로 활용하는 것이 일반적이다.

서여향병은 마를 쪄서 꿀에 재운 후 구워 잣가루를 입힌 음식이다. 조리하는 과정이 번거롭고 귀한 재료들로만 만들어지므로 역시 귀한 손님이나 오셔야 미리 준비해두었다가 차와 함께 내는 일종의 다식으로, 손님 초대해 상 물리고 내는 후식으로도 좋다.

푹 무르게 찌지 않아 미세한 사각거림은 입안에 남아 좋고, 찹쌀가루 옷을 입고 기름에 지졌으므로 마치 떡 같은데 꿀의 달콤함에 잣이 더하는 향이 어찌나 훌륭한지 이름을 전煎이라 하지 않고 서여향병薯香餅이라 부른다. 그러니 누구하고도 나누고 싶지 않을 만하다. 옛날 같으면 벽장 속 깊숙이 숨겨두고 혼자만 몰래 하나씩 꺼내 먹고 싶은 음식이다. 먹는 동안 마음도 달달해져 가슴속 응어리 하나씩을 내려놓게 한다.

여성질환은 기의 흐름에 주목해야 한다

《동의보감》을 볼 때는 사회적·역사적 맥락을 고려해야 한다

> 부인의 병이 남자보다 열 배나 치료하기 어렵다. 그 이유는 좋아하
> 고 즐기려는 마음이 남자보다 많고 남자보다 배로 병에 잘 걸리기
> 때문이다. 또한 질투와 걱정과 분노 그리고 연민과 애증이 깊고 스
> 스로 감정을 억제하지 못하여 병의 뿌리가 깊기 때문이기도 하다
> (婦人之病 與男子十倍難療 以其嗜慾多於丈夫 成病倍於男子 加以嫉妒
> 憂恚 慈戀愛憎 深着堅牢 情不自抑 所以爲病根深也).
>
> _《동의보감》〈잡병편〉권10 '부인(婦人)' 중에서

여성들이 탐욕스럽고 스스로의 감정을 조절하지 못해서 남자보다
병이 많고 치료하기도 힘들다니! 요즘 누군가 저렇게 말했다면 '성인
지감수성' 제로 혹은 여성비하 발언이라는 말을 듣게 될 것이다. 의서
에 저런 이야기가 등장한 것은 왜일까?

《동의보감》이 편찬된 17세기는 임진왜란 이후 가부장적 사회구조

가 강화되는 시기이기도 하지만, 실제 위의 문장은 《성혜방》이라는 의서에서 인용된 부분이다. 《성혜방》은 《태평성혜방》이라도 부르는데 송나라 때(992년) 당시에 유행하던 처방과 그 이전의 기록을 모아 펴낸 의서다. 송나라는 중국역사에서 상당히 개방적이었던 당나라의 문화를 이어 받아 사회적으로 여성의 지위가 꽤 높았던 것으로 평가된다. 하지만 '전족'이라는 폐습이 이때부터 시작되었던 것을 감안하면, 당시 여성이 처했던 상황은 현재 우리가 생각하는 남녀평등과는 거리가 멀었을 것이다.

의학은 인체와 질병이란 문제를 다루는 학문이어서 무척 객관적일 것 같지만 조금 더 들여다 보면 꼭 그렇지도 않다. 의학의 발전사를 보면 늘 당시의 사회관이 그대로 반영되었다. 자연과 우주 그리고 사회를 해석하는 방식이 의학이 질병과 사람을 바라보는 관점에도 깊은 영향을 미쳤다. 즉, 인간과 질병은 그 자체가 아니라 그것을 어떻게 해석하느냐에 따라 전혀 다른 문제가 된다. 현대 의학이 모든 것을 물질로 환원해서 인간과 질병을 바라보는 것은, 우리가 물질과학의 시대를 살고 있기 때문이다. 사랑 또한 호르몬과 뇌의 전달물질로 해석되는 시대에 우리는 살고 있다.

이런 관점으로 위의 문장을 보면 당시 여성들이 남성 위주의 사회구조가 만들어낸 스트레스로 인해 병이 많이 생기고 그 뿌리가 깊었으리라는 것을 유추할 수 있다. 또한 여성을 바라보는 당시 남성(《성혜방》의 저자를 포함한)들의 생각이 반영되었다고 봐도 좋을 것이다. 어쩌면 시대적 상황을 봤을 때 동의보감의 최종 편집장인 허준 또한 그런 생각을 자연스럽게 받아들였을지도 모른다.

아직은 유효한 여성과 남성의 차별과 차이

21세기의 대한민국은 과거와는 비교할 수 없을 정도로 남녀차별이 줄어들었다. 하지만 진료실에서 바라보는 세상은 아직 갈 길이 먼 것 같다. 한의학에서는 '여성은 감정에 의한 병이 많고, 남성은 신체적 과로에 의한 병이 많다.'는 말을 한다. 여성은 감정의 불균형이 기의 소통에 문제가 생겨 병이 잘 생기고, 남성은 일을 많이 해서 생긴 병이 많다는 의미다. 환자와 상담하다 보면 이 말은 아직도 그대로 적용되는 듯하다.

그 이유를 생각해보면, 우리 사회가 눈에 보이는 차별은 줄었을지 모르나, 살아가면서 느끼는 보이지 않는 차별은 아직 많이 남아 있는 게 아닐까 싶다. 또한 단순히 성별로서 남녀의 문제보다 우리가 남자답다라고 말하는 남성위주의 문화가 해결되어야 할 것도 같다. 광고업에 종사하는 지인은 우리 사회의 희망은 20·30 여성들에게 있다고 말하는데, 공감되는 말이다. 스스로 돌아봐도 가부장적 사회에서 알게 모르게 스며든 습관을 발견하기 때문이다. 전쟁을 겪은 세대 이후에 전쟁의 후유증에서 벗어나듯, 가부장적 사회에서 성장한 세대 이후에야 남성위주의 문화에서 벗어날 수 있지 않을까 하는 생각도 든다.

사회를 변화시키는 것도 병을 고치는 방법

사회를 변화시키는 것은 병이 생기는 환경을 바꾸는 큰 치료다. 하지만 역사를 보면 이것만을 기대하는 것은 상당히 위험한 일이다. 사회를 바꾸는 운동에도 참여해야 하고, 개인의 삶과 건강도 잘 챙기는 작은 움직임도 멈추지 말아야 한다.

여성의 병은 감정의 부조화가 만들어내는 기氣의 흐름에 문제가 생겨서 잘 생긴다고 했다. 한의학의 치료는 바로 감정의 문제로 들어가는 것이 아니라, 기의 흐름을 조정함으로써 감정이 일으킨 파문을 바로 잡는 것을 목표로 한다.

기의 흐름이 순조로워지면 감정의 변화는 감당할 만한 것이 되고, 더 나아가 감정적 섬세함과 예민함은 변화의 기미를 재빨리 알아챌 수 있는 장점이 될 수 있다. 다치지 않도록 잘 다룰 수만 있다면 날카로운 칼은 훌륭한 무기가 될 수 있는 것과 마찬가지다.

자신의 건강에 문제가 있다고 여기는 여성이라면 보다 이기理氣적이 될 필요가 있다. 무엇이 기의 소통을 막고 있는지, 그것을 먼저 해결해야 한다. 향긋하고 달콤한 서여향병 한 조각이 주는 작은 위로가 그 해결의 시작점이 될 수 있을 것이다.

몸의 열을 식히는 배추로
음식을 만들어보라

🍴 소갈비배춧국

우리나라를 상징하는 음식이 김치니 배추는 친숙한 채소인데 생으로도 국으로도 다양하게 먹을 수 있다. 무엇보다 먹어서 부담이 없고 청량감까지 느낄 수 있으니 한겨울을 나기 위해 배추를 담가 김치를 만든 선조들의 지혜가 감탄스러울 따름이다.

의서에 숭채崧菜라고 기록되어 있는 배추는 성질이 약간 서늘하고 물기가 많아서 열을 내리고 갈증을 그치게 하는 효과가 있다. 가슴속 열을 식히고, 술 마신 뒤에 생긴 갈증 해소에 좋은 것은 이런 성질 때문이다.

반면에 너무 많이 먹으면 몸이 차가워지는 증상이 생기는데, 이럴 때는 생강을 먹어서 푼다고 했다. 김치를 담을 때 고추와 생강 그리고

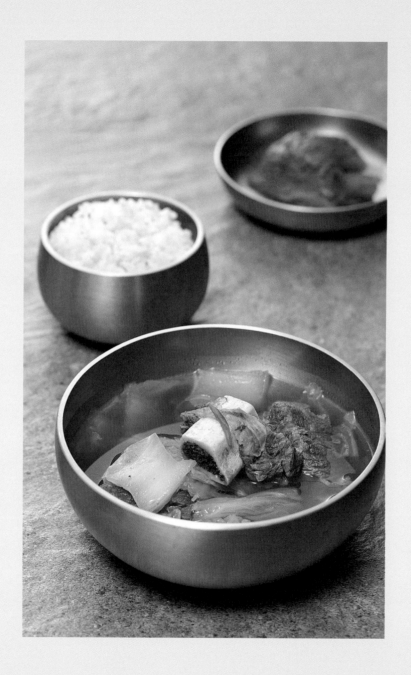

마늘처럼 맵고 몸을 따뜻하게 하는 재료들로 양념을 한 것은 배추의 이런 성질을 보완하기 위한 지혜였다고 생각된다.

🔩 재료

배추속대 300g, 갈비육수 8컵, 된장 2~3큰술, 대파 1뿌리소금

🔍 만드는 법

1 배추는 연한 속대만 골라 깨끗이 씻어 손으로 북북 뜯어놓는다.
2 냄비에 갈비육수를 넣고 된장을 풀어 끓인다.
3 국물이 끓기 시작하면 손질해 놓은 배추를 넣고 센 불에서 끓인다.
4 국이 끓기 시작하면 약한 불로 줄이고 배추가 흐물흐물해질 때까지 끓인다.
5 모자라는 간은 된장이나 소금으로 한다.
6 국이 다 되면 어슷하게 썬 대파를 넣고 불을 끈다.

뭘 해도 심드렁하니 갱년기라서 그렇다고들 했다. 갱년기에 접어들었으니 이유도 없이 성내는 일에 당당했고, 오전 내내 잠자리를 벗어나지 못하는 무기력함을 합리화시켰으며, 여성성이 사라질까 두려워 화장을 더 진하게 하고 외형에 신경을 쓰는 일조차 당연한 것으로 여기는 지인들을 보았다. 그도 저도 아니면 갱년기에 좋다는 이런저런 상품들을 무지막지하게 구매해 먹다가 마구 던져놓는 지인들도 보았다.

나는 갱년기를 모르고 지낸 사람이다. 나라고 뭐 대단하게 특별한 사람이 아니니 갱년기를 모르고 지나간 것에는 그 나름의 이유가 있을 것이다. 그 이유를 애써 찾자면 사느라고 바빴을 뿐이라는 정도다. 일은 나에게 생계이기도 했지만 위안을 줄 때가 더 많다. 특히나 주방에서 몸으로 하는 일이 끝났을 때는 힘들다기보다 뿌듯하다거나 행복한 순간이 더 많았다.

무기력해지는 순간을 갱년기라 말하지 않으려고 떨쳐 일어나 냉장고를 뒤졌던 것 같다. 냉동실에서 갈비를 꺼내 찬물에 담가 물을 갈아주며 핏물을 뺀다. 핏물 빠진 갈비에 칼집을 넣고 기름을 떼내고 끓는 물에서 튀기듯이 데쳐 다시 씻어 건진다. 물을 넉넉히 붓고 고기의 살이 뼈에서 분리되기 시작하는 순간까지 익힌다. 갈빗살을 건져내고 그 국물에 김장배추 남겨둔 것과 된장을 넣어 국을 끓인다. 배추는 흐물

흐물하게 익어야 한다.

배추가 물러지게 끓는 사이 건져낸 갈빗살에 간장과 갖은 양념을 해서 갈비찜을 만든다. 이미 어느 정도 익어 오래 익히지 않아도 된다. 갈비양념은 무게를 계산해 섬세하게 해야 하는 일이라 거기 빠지면 다른 생각을 할 틈이 없다. 맛있어야 하고 먹는 사람들이 좋아해줘야 하니까 잘하고 싶어지니 더욱 일에 몰두하게 된다. 완성이 되어 밥상을 차린다.

'어, 배추된장국이네!' 하다가 그 깊고 구수한 갈비맛이 나는 국물에 놀라고, 같은 밥상에 갈삐찜이 한 보시기 올라있으니 같이 먹는 사람들의 환호성이 나온다. 그러면 된 거다. 더 바랄 게 없다.

갱년기를 노화가 아닌
완성으로 만들자

여성에게 노화의 신호가 되는 갱년기

마흔아홉 살이 되면, 임맥의 흐름은 허해지고 태충맥의 흐름은 약
해지고 줄어들어 월경이 그치게 된다. 이런 변화로 인해 신체적 노
화가 시작되고 임신을 못 하게 된다(七七任脈虛 太衝脈衰少 天癸竭
地道不通 故形壞而無子也).

_《동의보감》〈내경편〉 권1 '신형(身形)' 중에서

"폐경이 된 후로 지금까지 갱년기증후로 힘들어요. 잠도 잘 못 자고
가끔 열도 올랐다가 식어요. 몸도 여기저기 돌아다니면서 다 아파요.
갱년기에 좋다고 광고하는 거 다 먹어봐도 잘 모르겠고, 아는 엄마는
여성호르몬 처방을 받아보라고 해요."

차트를 보니 만 60세다. 폐경이 된 것은 52세 때니까, 환자의 말대

로라면 8년째 갱년기인 셈이다.

상열감과 안면홍조, 발한, 불안과 우울, 신체의 통증과 무력감 그리고 불면과 같은 증상은 여성호르몬의 감소에 영향을 받는다. 그래서 폐경을 전후해서 여성호르몬의 생산이 저하될 때 몸이 힘들어지는데, 이것을 갱년기증후라고 부른다.

그런데 앞서 열거한 증상들은 아드레날린이나 코티졸과 같은 스트레스 호르몬과 관련한 증상과도 유사하다. 한의원 자체 통계로는 실제 폐경이 되고도 오랫동안 스스로 갱년기증후라고 여기는 환자 중에는 스트레스와 관련된 경우가 더 많았다.

이런 환자에게 이런 부분을 설명하고 운동과 식이를 바꿔가면서 신경계의 균형을 돕는 치료를 받길 권한다. 그런데 간혹 환자 중에는 갱년기가 아니란 말에 순간 실망과 기대가 교차하는 경우를 본다.

호르몬의 변화로 겪는 인생의 전환기

사람은 태어나서 죽을 때까지 한순간도 똑같은 적이 없다. 매 순간 변화하는 속에서 나라고 불리는 몸과 감정 그리고 정신적 상태를 유지하고 있을 뿐이다. 그리고 이 변화에는 몇 번의 큰 변곡점이 있다.

첫 번째가 가만히 누워서 하늘만 보던 아이가 엎어지고 기고 앉고 마침내 두 다리로 서면서 인간의 시야를 갖게 되는 순간이다. 옛 어른들이 품 안의 자식이라고들 하셨는데, 두 다리로 서서 스스로 힘으로 걷기 시작하면서부터 아이는 독립적 존재가 된다. 부처와 관련된 설화 중에는 태어나자마자 걸으며 '천상천하유아독존'이라고 말했다는 이야기가 있다. 부처는 나면서부터 부모에게서 독립을 선언한 셈이다.

그 후로 찾아오는 큰 변화로는 사춘기와 갱년기가 있다. 두 시기 모두 성호르몬의 변화에 따른 현상이라는 공통점이 있다. 사춘기는 성호르몬의 증가로, 갱년기는 감소에 따른 신체적 변화가 나타난다. 최근에는 남성갱년기라는 말도 등장한다. 중년 이후 남성호르몬의 감소는 분명 존재하지만, 생식능력이란 측면에서 봤을 때 남성갱년기가 실재하는가는 좀 의문이다. 어쩌면 이 때문에 남자는 평생 철부지로 사는 것은 아닌가 하는 생각도 든다.

폐경에 따른 신체적 변화는 앞서 말한 불편함으로 찾아오는 경우가 많다. 성호르몬은 에너지를 생산하는 데 관여하기 때문에 그 수치가 떨어지면 전반적인 활력이 저하되기 쉽기 때문이다.

그런데 자신의 여성으로서의 삶이 끝났다는 상실감으로 힘들어하는 분들도 있다. 그런가 하면 폐경이 되면 으레 힘들고, 날 위해 뭔가를 해야 한다고 생각하기도 한다. 전자는 남성 위주의 사회가 만들어놓은 관념에 자신을 가둔 경우고, 후자는 젊음을 강요하는 세상이 갱년기마저 상품화하면서 만든 환상에 빠져 있는 경우다. 두 가지 태도 모두 여성의 건강에 도움이 되지 못한다.

갱년기는 병이 아니라 인생의 단계다

갱년기는 분명 존재한다. 하지만 그것은 병적으로 바라봐야 할 대상이 아니라 생애주기에서 맞이하는 지극히 자연스러운 변화다. 다만 타고난 유전적 차이와 그전에 살아온 삶의 궤적에 따라 그 과정이 순탄할 수도 있고 조금 힘들 수도 있을 뿐이다. 등산할 때 근육이 충분한 사람은 좀 덜 힘들고, 평소 운동을 안 했던 사람이 힘든 것과 마찬가지다.

치료가 필요한 증상은 적극적으로 치료를 해야겠지만, 폐경과 갱년기를 고쳐야 하는 병적 대상으로 바라보지 않는 것이 중요하다. 이와 함께 앞서 말한 대로 본인의 증상이 정말 폐경과 관련된 것인지, 아니면 잘못된 생활습관과 스트레스로 인한 것인지를 구분하는 것도 중요하다.

폐경을 여성성을 잃는 것으로 생각하지 말고, 그동안 여자였기 때문에 가능했던 일들을 잘 마치게 되었다는 성장의 상징으로 여기면 좋겠다. 가족과 주변의 인정이 있으면 더 좋겠지만, 스스로 이제까지 삶을 잘 견뎌왔음을 격려하고 다독이면 좋을 것 같다.

갱년기증후는 살 만큼 살아봤다고 자신하던 어른이 겪는 성장통이기도 하지만, 갱년更年에는 인생을 새롭게 한다는 의미가 담겨 있다. 갱년기를 맞았다는 것은 이제까지의 삶의 경험을 재료로 삼아 각자의 색으로 삶을 완성해가는 자신만의 출발점에 섰다는 의미다.

새로운 출발을 위해서 미래에 대한 계획과 함께, 이제까지 자신의 삶을 지탱해왔지만 이제는 필요 없어진 것들을 정리할 필요가 있다.

로켓이 궤도에 오르기 위해 이용했던 추진체를 떨구는 것처럼 과거의 자신을 한 번쯤 정리해야 하는 것이다. 오롯이 나를 위한 음식을 준비해서 먹는 시간은 지난 시간을 정리하는 좋은 기회가 될 수 있다. 배춧국처럼 속이 편한 음식과 함께라면 더욱 좋을 것이다. 이 작업을 잘 해낸다면 갱년기는 제법 오래 사는 우리 인생에 찾아온 또 하나의 축복이 될 수 있다.

노화를 막는 구기자를 먹어라

⏐◯⏐ 구기자밥

노화를 보여주는 증상 중에 하나가 노안이다. 가까이 있는 것보다 먼 곳에 있는 것이 잘 보이고 점점 시야가 흐려지기 시작하면 백내장의 위험성도 증가한다. 그러다 보니 눈에 좋은 것을 찾게 되는데 대표적인 음식이 구기자다.

전래동화 〈젊어지는 샘물〉에서 샘 주변에 구기자나무가 심겨 있었다고 하고, 중국 강소성에는 아주 늙은 구기자나무 주변에 있는 우물물을 마시고 마을 사람들이 무병장수했다는 고사가 있다. 이처럼 구기자는 예전부터 장수를 돕는 약재로 알려져 있다.

한의학에서 구기자는 주로 간장 시스템에 이롭고 몸의 원기를 보해서, 노화에 따른 신체적 약화로 나타나는 여러 증상들을 치료할 때 쓴다. 열매뿐만 아니라 잎과 꽃 그리고 뿌리 모두 고유의 약성이 있으므

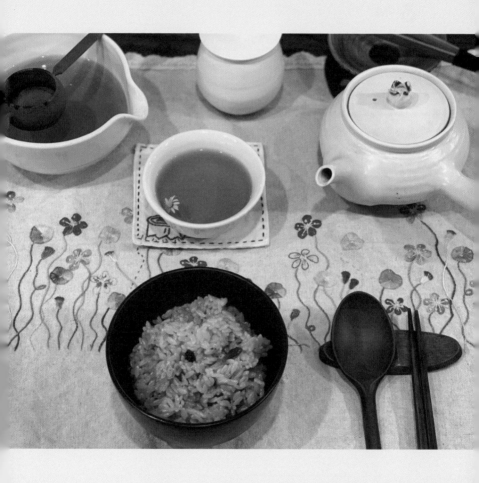

로 계절과 몸 상태에 맞게 이용하면 좋을 것이다.

⚖ 재료

쌀 2컵, 구기자차 우린 물 2컵

🔍 만드는 법

1 쌀을 씻어 체에 건져 40분간 불린다.
2 구기자차를 2컵 우린다.
3 압력솥에 쌀을 넣고 구기자찻물을 밥물로 부어 밥을 한다.
4 차를 우리고 남은 구기자 열매를 같이 넣어도 좋다.
5 압력솥의 김이 저절로 다 빠지면 뚜껑을 열고 밥을 고루 섞어 그릇에 담아낸다.

40대 초반에 컴퓨터 앞에 앉아 오래 일을 하던 때가 있었다. 그때 정말 어느 날 갑자기 아침에 일어났다가 신문을 찾아 읽는데 글자를 어른거리며 선명하게 보이지 않는 걸 느꼈다. 흔히 이야기들 하는 노안이 왔음을 느낀 날이었다. 스스로 시력이 좋다고 생각을 해서 시력을 유지하기 위한 어떤 노력도 하지 않고 있는 자신을 발견하고 반성을 시작한 날이기도 하다. 그런 탓인지 아직 안경을 쓰지 않아도 일상생활을 그럭저럭 유지하고 있는 걸 보면 반성하면서 노력한 결과인가 하는 생각도 든다.

몸을 많이 써서 피곤하거나 마음이 힘들 때, 혹은 책을 많이 보거나 컴퓨터 앞에 앉아 문서 작업을 하는 시간이 길어지면 눈이 침침해지고 충혈되기도 한다. 그러면 나는 눈을 감고 손가락을 이용해 눈 주변의 혈자리들을 자극하는 동작을 몇 번 반복한다. 그러다 무심하게 하늘이나 푸른 숲을 한참씩 쳐다본다. 눈이 시원해지는 느낌이 든다. 그러고는 눈에 좋은 음식이 뭐 없을까 하는 생각을 하고 주방을 어슬렁거린다.

구기자차를 덖어놓은 것에 눈이 간다. 진하게 차를 우려 국화꽃 한두 송이를 띄워 마시고 그것도 모자라 밥까지 한다. 밥이 되는 동안 집 안에 흘러다니는 구기자의 구수한 향이 이미 마음을 다독여 편안히 하니 벌써 좋다. 맛있는 밥이라서 시력에만 좋은 게 아니라 먹는 동안 기분도 좋아지니 더할 나위 없이 훌륭한 약이 된다.

눈 건강이 걱정되면 쉬게 만들어라

눈이 일찍 늙어버리는 사회

오신채(마늘, 파, 부추, 달래, 흥거)를 날로 먹는 것, 뜨거운 음식을 즐겨 먹는 것, 머리에 침을 놓아 피를 많이 빼는 것, 먼 곳을 기를 쓰고 보는 것, 밤에 작은 글씨로 된 책을 읽는 것, 연기를 오래 쐬는 것, 바둑과 장기를 쉬지 않고 두는 것, 밤에 책을 읽는 것, 잦은 음주, 뜨거운 음식과 밀가루 음식, 오랜 기간 글을 베껴 쓰는 것, 세밀하게 조각하는 일, 눈물을 너무 많이 흘리는 것, 과도한 성생활, 해와 달을 자주 보는 것, 달빛 아래서 책을 읽는 것, 밤에 별과 달을 관찰하는 것, 잘 안 보이는 먼 곳의 자연을 애써 관찰하는 것, 이 모든 것이 시력을 잃는 이유다. 또한 말을 타고 달리면서 사냥을 하는 것, 바람과 서리를 맞고 다니는 것, 바람을 맞고 동물을 쫓는 것, 밤낮으로 일하고 쉬지 않는 것은 모두 눈을 상하게 한다. 눈병은 풍열과 혈이 부족한 것, 정신의 피로와 신장의 기운이 약해지는 데서 생긴다(生食 五辛 接熱飲食 刺頭出血多 極目遠視 夜讀細書 久處烟火 博奕不休 夜

間讀書 飮酒不已 熱湌炙食 抄寫多年 雕鏤細作 泣淚過多 房室不節 數

向日月輪看 月下讀書 夜視星月 極目瞻視山川草木 皆喪明之由也 又有

馳騁畋獵 冒涉風霜 迎風逐獸 日夜不息 皆傷目之由也 眼病 屬風熱與

血少神勞腎虛).

_《동의보감》〈외형편〉권2 '안(眼)' 중에서

"요즘 들어와서 부쩍 눈이 건조하고 조금만 집중해서 뭘 보면 쉽게
피로해요."

"언제부터인가 가끔 흐릿하게 보여서 안과에 갔더니 황반변성이라
고 하네요."

의료기술도 유행을 타지만 트렌드에 좀 더 예민하게 반응하는 것이
영양보충제 시장이다. 종합비타민류가 아직 건재하지만, 최근에는 좀
더 세분화된 제품들이 증가하고 있는데, 그중 하나가 눈 건강에 관한
제품이다. 눈이 피로하고 나빠진 사람이 많아졌다는 신호다.

이러한 사실은 실제 통계에서도 확인할 수 있다. 국민건강보험공단
의 2020년 자료를 보면 백내장 수술은 70만 건이 넘어서 주요수술 분
야에서 1위를 기록했다. 또한 매해 7% 이상 꾸준히 증가하는 추세라
고 하니, 눈 건강은 상당히 매력적인 시장이다.

과거에는 눈의 문제라고 하면 젊은 층의 근시나 난시 그리고 나이
가 들면서 시력이 약해지는 노안이 대표적이었다. 앞서 이야기한 백내
장이 노안의 대표적 질환이다. 그런데 요즘 환자들을 보면 연령층에

관계없이 눈에 생긴 문제를 호소하는 경우를 자주 본다. 안구건조, 눈의 피로와 시력저하, 비문증, 망막박리, 황반변성 그리고 녹내장과 백내장까지. 안경이나 시력교정수술만으로 해결 안 되는 눈의 문제가 증가하는 것 같다.

과거에는 나이가 많은 사람들에게서 주로 보였던 문제가 청장년층에서도 자주 보인다. 고령화 사회의 영향도 있겠지만, 눈이 혹사당하기 때문이란 생각이 든다. 과하게 쓰니 눈이 일찍 늙어버리는 것이다.

눈을 해치는 행동들

눈은 마음의 창이라는 말도 있지만, 인간은 눈을 통해 가장 많은 외부정보를 받아들인다. 밤의 어둠이 두려운 것은 시각정보가 제한되어 세상을 제대로 알 수 없게 되는 불안 때문인지도 모른다. 눈으로 세상을 보는 것은 옛사람들도 똑같았고, 그래서 《동의보감》에서는 눈을 해치는 다양한 행동들을 나열했는데, 이것은 다음과 같이 분류해볼 수 있다.

눈을 많이 쓰는 것, 작거나 먼 것을 보기 위해 눈을 무리하는 것, 어두운 곳과 같은 힘든 환경에서 눈을 쓰는 것, 음주와 맵고 뜨거운 음식처럼 몸속에 열을 조장하는 생활습관, 물리적 화학적 자극에 눈이 자주 노출되는 것, 과로와 과도한 성생활처럼 몸의 에너지를 소모하는 일로 나눠볼 수 있다.

이것은 수백 년 후의 현대인들에도 똑같이 적용된다. 눈을 많이 그리고 무리하게 쓰는 것은 물론이고 눈으로 들어오는 정보의 양은 증가하고 질은 떨어졌다. 해와 달과 별은 휴대폰과 컴퓨터 모니터의 빛이 대신하고 있고, 밤의 어둠은 조명에 의해 사라졌다. 책에 적힌 작은 글씨와 멀리 있는 자연을 보느라 애썼던 눈은 더 작은 화면 속 글씨를 읽기 위해 혹사당하고, 영상 속 움직이는 장면을 사냥하느라 쉴 새 없이 움직인다.

여기에 스트레스로 인한 긴장과 예민함으로 몸속 흐름은 자꾸만 위로 몰리고, 이것을 풀겠다고 먹고 마시는 자극적인 음식과 술과 커피는 가슴과 머리를 뜨겁게 만든다. 한의학에서는 눈을 간肝의 시스템에 배속시키는데, 늦게 자고 조금 자는 수면 패턴은 간의 기능을 저하시켜 눈에도 영향을 준다. 뜻하지 않게 맞이한 장수시대도 같은 눈을 불리한 조건에서 더 오래 써야 한다는 점에서 보면 힘든 조건 중 하나다.

눈이 힘들어하면 좀 쉬게 하라

우리 몸에 문제가 생겼을 때 그것이 잠깐 있다 사라지는 일시적인 문제라면, 불편함을 지우는 방법으로 해결할 수 있다. 조금 더 장기화될 때는 회복력을 북돋는 방법을 병행해야 한다. 하지만 눈의 문제처럼 죽을 때까지 계속 안고 가야 하는 경우라면 전략을 달리해야 한다.

가능한 문제가 생긴 부위가 일을 덜할 수 있도록 해야 하고, 좋은 기능을 유지하는 데 도움이 될 수 있는 방법들을 생활의 루틴으로 만들어 실천해야 한다. 세상의 수많은 눈에 좋다는 것이 도움이 안 된다는 것은 아니다. 하지만 눈이 힘들어한다면 눈을 좀 쉬게 해야겠다는 생각을 맨 처음 해야 한다. 한 사회가 좀 더 나아지고 있다는 것은 사람들의 생각이 이렇게 변하는 것이 아닐까 싶다. 졸리다고 고용량 카페인 음료를 찾고, 눈이 뻑뻑하다고 인공눈물부터 떠올린다면, 그 사회는 상당히 피곤하고 불안하고 메마른 곳이 되어가고 있다는 신호일 것이다. 잠시 눈을 감고 눈이 쉴 수 있도록 하자. 이왕이면 눈에 자극적인 음료나 약품 대신 구기자 같은 천연 재료로 만든 음식을 섭취한 후면 더욱 좋을 것이다.

제철 채소·과일식으로 건강을 지키는 **맛있는 음식보감**

4부

겨울

보듬고 다지는 계절

혈액순환을 돕는 계피를 활용하라

◯ 구기수정과

찬 바람이 불면 자연스럽게 따뜻한 것을 찾기 마련이다. 우리나라는 워낙 커피가 대중화된 덕분에 따뜻한 아메리카노가 담긴 컵을 들고다니는 사람을 거리에서 수시로 볼 수 있다. 그런데 손발이 차서 겨울이 힘든 사람에게 각성성분이 있는 음료가 도움이 될 리 없다. 이럴 때는 혈액순환을 돕는 수정과를 한 모금 마시는 것이 좋다.

계수나무의 수피인 계피는 우리 몸을 따뜻하게 하고 혈액순환을 돕는 대표적인 약재다. 두껍고 육질이 좋은 것을 육계, 관청에 납품하는 것을 관계, 매운맛의 특징 때문에 랄계라고도 부른다. 감기몸살부터 관절의 통증과 생리통 그리고 레이노 증후군까지, 몸이 차가워지고 순환이 안 되어서 생기는 각종 증상에 다양하게 응용할 수 있다.

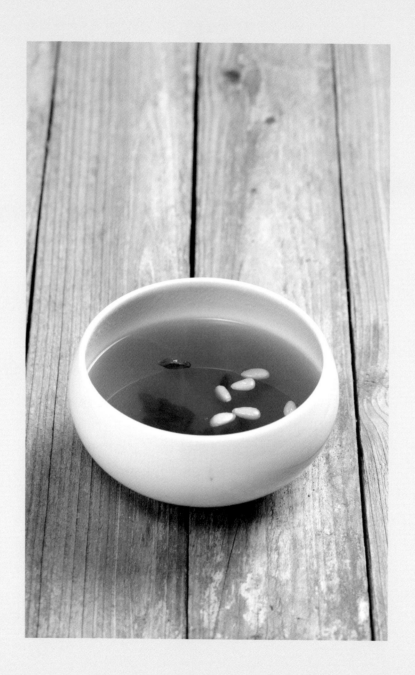

다만 몸의 체액이 부족해서 발생하는 열과 생리양이 과도하게 많을 때 그리고 임신 시에는 사용에 신중해야 한다.

🔘 재료

생강 50g, 물 5컵, 통계피 30g, 물 5컵, 대추 30g, 물 5컵, 설탕 1컵, 구기자 20g, 잣 1큰술

🔍 만드는 법

1 생강의 껍질을 벗기고 깨끗이 씻어 얇게 저민다.
2 생강에 물을 부어 끓이다가 끓기 시작하면 약한 불로 줄여 40분간 더 끓인 후 고운체로 걸러둔다.
3 통계피는 흐르는 물에서 씻은 후 물과 함께 넣어 40분 정도 서서히 끓여서 고운체로 걸러둔다.
4 대추는 깨끗이 씻어 씨를 발라낸 후 물과 함께 약한 불로 천천히 끓여서 고운체로 걸러둔다.
5 구기자는 마른 행주로 닦거나 흐르는 물에서 빠르게 한 번 씻어놓는다.
6 생강 끓인 물, 계피 끓인 물, 대추 끓인 물을 구기자, 설탕과 함께 넣고 다시 한 번 끓인다.
7 그릇에 담고 잣을 띄워 뜨겁게 마신다.

수족냉증은 순환의 문제겠다. 하지만 장갑을 끼거나 양말을 신는 것 말고 할 수 있는 방법을 나는 잘 모른다. 손발이 차니 가족과의 관계도 식는 것 같은 느낌이 든다. 배우자든 자녀든 만지면 깜짝 놀라서 손이 나가다가도 자꾸 위축이 되니 그렇다. 여름엔 그럭저럭 견딜 만하다. 하지만 겨울이 되면 이불 속에서도 발이 시려서 스스로도 깜짝 놀라 양말을 찾아 신는다.

생각보다 많은 사람들이 나 같은가 보다. 수면양말을 파는 것만 봐도 알겠다. 나이가 드니 더 심해진다. 가을이 되면 인터넷을 통해 핫팩을 상자로 주문한다. 찾아오는 지인들도 나랑 비슷한 사람들이니 같이 쓰자는 생각에서. 그러나 핫팩 따위가 근본을 바꾸지는 못함을 안다.

한의사 선생님께 상의한 후 혼자 할 수 있는 방법을 찾아야겠다. 말초까지 구석구석 따뜻하게 하기 위해서는 충실한 호흡과 간장과 신장의 저수 능력이라 하니 구기자를 넣은 수정과를 끓여본다. 몸을 따뜻하게 하는 수정과에 구기자를 더해 간장과 신장의 저수력을 키운다.

커다란 컵에 아직 식지 않은 구기수정과를 가득 담고 잣을 띄워 후후 불어가며 마신다. 깊고 긴 호흡을 단전까지 끌어들이기를 반복한다. 따뜻한 컵 덕분이겠으나 벌써 손은 이미 따뜻해져 다 나은 느낌이다.

손발이 시렵다면 보온도 중요하지만
원인을 찾아 해결하라

수족냉증이 낫지 않은 이유는 몸속 흐름이 변하지 않았기 때문이다

머리가 아파 고개를 들지 못하고, 정신이 멍하고 피곤해서 자꾸 졸리고, 음식 맛이 떨어지고, 침과 가래가 끈끈해지고, 밤에는 목에서 그렁그렁 소리가 나고, 침이 많이 고이고, 손과 다리가 차고 저리고 아프고, 기의 소통이 되지 않아 중풍으로 오인하는데 이것 또한 잘못된 것이다(或令人頭痛不擧 或神意昏倦多睡 或飮食無味 痰唾粘稠 夜間喉中如拽鋸聲 多流垂涎 手脚冷痺 氣脈不通 誤認爲癱瘓亦非也).

_《동의보감》〈내경편〉권2 '담음(痰飮) 중에서

"여름에도 차지만, 겨울만 되면 손발이 차갑다 못해 아리기까지 해요. 장갑을 껴도 별 소용이 없어요. 핫팩을 상자로 사 놓고 써요."

"병원에서 레이노 증후군 진단받고, 약을 복용 중이에요. 주변에서 한의원 치료가 좋다고 해서 왔어요."

수족냉증으로 고생하는 사람의 대부분은 여성이다. 여름에는 그래도 견딜 만하지만, 기온이 떨어지면 그 정도가 심해서 일상생활에 상당한 불편함을 겪는다. 따뜻한 차를 마시고, 장갑과 수면양말로 감싸고, 핫팩도 붙이지만, 한계가 있다. 차가운 외부환경에 노출되면 금세 식는데, 이것은 몸속 흐름이 변하지 않았기 때문이다.

부실한 식사는 장기 기능 저하의 원인이 된다

냉동창고 같은 차가운 환경에서 일하는 것이 원인인 경우도 있다. 하지만 대부분의 수족냉증 환자는 그런 외부환경과 무관해 보인다. 내가 만난 환자들은 피부 표면과 손끝 발끝까지 순환이 안 되는 상태와 외부의 찬 기운으로부터 보호해줄 수 있는 방어막이 약한 사람들이었다. 표면과 말단까지 순환이 잘 안되는 이유는 호스의 물줄기가 약해진 것과 현상과 비슷하다. 수압이 떨어졌거나 어딘가 막힌 것이다.

수압이 떨어지는 것은 크게 두 가지 경우다. 뿜어주는 펌프의 출력이 떨어지거나 저수지의 수량이 부족한 경우다. 펌프는 심장과 폐, 저수지는 간장과 신장의 기능과 관련이 깊다. 부족한 운동과 신체활동 그리고 부실한 호흡은 심폐의 출력을 떨어뜨리는 가장 흔한 원인이다. 만성질환, 과로와 수면부족 그리고 노화는 저수지 고갈의 주범이다. 이와 함께 부실한 식사는 모든 장기의 기능을 저하시킨다. 칼로리만 채울 뿐 몸에 필요한 고른 영양을 공급하지 못하는 식사는 수족냉증 환자들이 맨 먼저 해결해야 할 과제다.

순환의 통로가 방해를 받는 것도 크게 두 가지로 나눌 수 있다. 하나는 심장과 폐가 위치하고 있는 가슴 쪽으로 과도하게 흐름이 몰려 있는 경우다. 나갔던 흐름이 다시 돌아올 때, 이미 그곳에 일정한 압력이 형성되어 있으면 그 흐름은 미약하지만 저항에 부딪치게 된다.

우울증이나 화병이 아니더라도, 현대인들은 심리적 스트레스로 필요 없는 힘을 주고 산다. 목과 어깨 그리고 등이 뭉치고 아픈 것은 자세나 운동부족뿐만 아니라 이런 긴장이 원인인 경우도 많다. 이 긴장이 만들어낸 가슴의 압력 정체가 순환을 방해하는 원인이 된다. 여성 특히 그 중에서도 좀 더 예민한 사람들에게서 수족냉증이 잘 나타나는 이유다.

두 번째는 한의학에서 담음과 어혈이라고 부르는 물질적인 요소들이다. 체액이 끈끈해지고 흐름을 방해하는 물질 들이 자꾸 쌓이면 흐름이 순조로울 수 없다. 담음과 어혈의 사인이 보이면 이것을 제거해 주어야 한다.

근육과 피하지방이라는 보호막도 보온효과의 요인이다

순환과 함께 몸의 보온능력이 떨어지진 않았는지도 살펴야 한다. 가장 먼저 살펴야 할 것은 앞서 말한 음식이다. 에너지를 만들어내는 데 필요한 연료가 제대로 공급되지 않으면 몸은 충분한 열을 만들어낼 수 없다. 다음으로 살펴야 할 것은 근육과 피하지방의 상태다. 우리 몸의 체온은 세포 내 소기관인 미토콘드리아에서 에너지를 만드는 과정 중에 발생하는 열 덕분에 유지된다. 그리고 근육을 이루는 세포 속에는 미토콘드리아가 많다. 근육의 움직임에 필요한 많은 에너지를 공급하기 위한 진화의 결과일 것이다. 따라서 근육이 발달해야 그곳에서 발생하는 열이 손발을 따뜻하게 할 수 있다.

또한 근육은 제2의 심장이라 불리는 것처럼 수축과 이완을 통해 혈액과 림프액의 순환을 돕는다. 수족냉증이 있다면 내게 맞는 운동과 근육을 만드는 데 필요한 영양의 섭취를 통해 반드시 근육의 양을 늘려야 한다. 근육은 가장 좋은 핫팩이자 혈액순환 개선제다.

피하지방의 보온효과도 무시할 수 없는 요인이다. 수족냉증 환자 중에는 피부가 유난히 얇은 경우가 많다. 때론 몸은 마르고 피부는 얇지만, 내장에는 지방이 축적된 마른 비만의 환자들도 있다. 피하지방은 체온유지와 외부환경 변화에 몸이 효과적으로 대응하는 데 꼭 필요하다.

고래밥이 되는 크릴새우나 물고기 기름까지 먹지 않아도 좋은 기름을 섭취하는 방법들은 많다. 좋은 식물성 기름의 섭취와 운동을 통한 순환의 개선을 통해 피부 밑에 건강한 지방을 쌓아야 한다.

수족냉증을 치료할 때는 위와 같은 요소들을 종합적으로 살펴서 접근한다. 달콤 향긋한 구기수정과와 함께라면 좀 더 편하게 내 안의 문제를 들여다볼 수 있을 것이다. 단순히 뜨거운 것을 먹고 마시거나 두꺼운 옷을 입는다고 해결되지 않는다. 손과 발이 차고 시려서 고생한다면 그 이유를 찾아 해결해야 한다.

예민한 신경을 진정시키는
차를 마셔라

🍽 진피인삼차

요즘은 과일에 철이 없어졌다고 하지만 여전히 겨울 하면 귤이 떠오른다. 따뜻한 바닥에 몸을 지지며 귤을 먹는 것이면 말 그대로 힐링이 되는 느낌이기 때문이다. 추운 날씨로 몸을 움츠리다 보니 소화기에 문제가 생기기 쉬울 때 도움이 되어서 더욱 좋다.

한의학은 흐름을 중요하게 생각한다. 자연과 사람이 그리고 우리 몸과 마음이 막힘없이 소통될 때 건강할 수 있다고 본다. 그리고 이 흐름에서 중요하게 생각하는 것이 바로 '기'의 순환이고, 기의 흐름을 돕는 약재들을 이기理氣약물로 분류한다.

잘 익은 귤의 껍질인 진피는 대표적인 이기약이다. 주로 소화기의 문제에서 시작된 흐름에 문제가 생겨서 담이 생기고 기침을 하고 배가

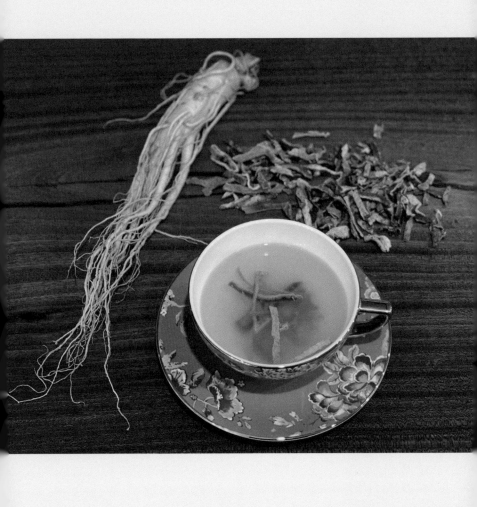

더부룩하고 아플 때 쓴다. 기의 소통이 위아래로 잘되지 않을 때 효과적인데, 과일의 껍질인 만큼 잔류농약에 유의해서 이용해야 한다.

재료

진피 50g, 수삼 200g, 꿀 500g, 물

만드는 법

1 진피는 먼지를 털고 흐르는 물에서 씻어 물기를 제거한다.
2 물기를 제거한 진피를 채썰기 한다.
3 수삼은 깨끗하게 씻어 채를 썬다.
4 채 썬 진피와 수삼을 꿀에 섞는다.
5 준비한 재료를 용기에 담아놓고 필요할 때마다 뜨거운 물에 타서 마신다.

나이를 먹으니 여기저기 고장이 나지 않은 곳이 없다. 몸을 쓰는 일을 하다 보니 무릎이 아프고 저녁이 되면 어깨도 무너지는 느낌이고, 손가락도 손목도 모두 모두 통증으로 편안하지 않다. 그런데 이런 통증은 그날그날의 컨디션에 따라 조금씩 다를 뿐 아니라 좀 쉬거나 하면 그럭저럭 견딜 만하다. 아니 언제 그랬냐는 듯 말끔히 사라지기도 한다.

하지만 언제부터인가 별것 아닌 것 같이 시작해 지속적으로 나를 괴롭히는 것이 있는데 바로 소변불리의 문제다. 매일매일 이어지는 팽팽한 긴장감 속에서 일을 하는 것이 그 원인일 것이라 생각한다. 이런 나를 위해 다연한의원 김형찬 원장님은 진피인삼차를 처방해주셨다. 기의 기능을 원활히 소통시키고 정체되어 있는 기를 풀어주는 진피에 원기를 키워주는 인삼을 더해 마시는 차가 바로 진피인삼차다.

나는 운향과의 열매들이 내는 향기를 많이 좋아한다. 미리 준비해 둔 진피인삼차를 예쁜 컵에 담고 뜨거운 물을 붓는다. 운향과의 대표적인 과일인 귤의 말린 껍질인 진피가 내주는 향기가 하루 내 긴장 속에서 지내다가 돌아와 앉은 나를 위한 위로가 된다. 차를 마시면 그 향을 맡는 순간부터 이미 좋아질 준비를 하고 있는 나의 몸이 천천히 이완되어 한껏 날을 세웠던 하루를 무사히 마무리하게 해준다. 감사한 일이다.

방광이 예민한 게 아니라
내가 예민해진 겁니다

방광까지 예민해진 현대인

《내경》에서는 방광은 진액을 저장하고, 기화하면 나갈 수 있다고 했다. 또한 물은 기의 자식이고 기는 물의 부모여서, 기가 흐르면 물도 흐르고 기가 막히면 물도 막힌다. 혹자는 소변은 순전히 걸러서 만들어지는 것이지, 기의 운화작용에 의해 만들어지는 것은 아니라고 말한다. 이렇게 말하는 것은 위의 이치를 모르기 때문이다(內經曰 膀胱者 津液藏焉 氣化則能出矣 且水者氣之子 氣者水之母 氣行則水行 氣滯則水滯 或者謂 小便純由泌別 不有運化 盖不明此理故也).

_《동의보감》〈내경편〉 권4 '소변(小便)' 중에서

"방광염도 아니라는데 소변이 자주 마렵고, 소변이 마려우면 참질 못하겠어요."

"아무 느낌도 없다가 외출하려고 문밖을 나서면 벌써 소변이 마려워요."

방광염도 아니고 노화에 따른 요실금도 아닌데 소변 때문에 고민하는 여성들이 있다. 너무 자주 그리고 갑작스럽게 소변이 참을 수 없이 마렵고, 물을 많이 마시고 자지도 않았는데 자다가 소변이 마려워 깬다. 가끔은 참지 못하고 실수를 하기도 한다. 겉으로도 말짱하고, 검사해도 별문제는 없다.

하지만 환자의 스트레스는 높고 삶의 질은 떨어진다. 언제부터인가 이런 증상을 과민성 방광이라 부르기 시작했다. 과민한 위와 장에 이어 마침내 현대인은 방광까지 예민해지기 시작했다.

과민성 방광overactive bladder, OAB은 명확한 원인이 없는 상태에서 발생하는 증상으로, 현대 서양의학에서는 수분섭취의 제한, 소변을 참는 방광훈련 그리고 약물을 이용해 치료한다. 방광의 수축을 억제하는 약물이나 방광 근육을 안정시켜 그 용적을 늘리는 약물을 쓴다. 소변을 내보내는 신호를 억제하거나 방광을 좀 편하게 이완시켜주는 것이다.

과민성과 방광을 나누어 접근하면 해결 가능하다

한의원에서 이 문제를 호소하는 환자들의 대부분은 다른 증상 때문에 치료하러 왔다가 이 문제를 조심스럽게 이야기하거나 위와 같은 방식으로 치료를 받았는데 효과가 일시적이거나 잘 낫지 않은 경우다. 치료가 가능하냐고 묻는 환자의 마음은 '혹시나?' 하는 기대와 지푸라기라도 잡는 심정이 아닐까 싶다.

문제에 답이 있다고들 하는데 과민성 방광도 그렇다. 이 문제는 과민성+방광으로 나누어 접근하면 해결되는 경우가 많다. 과민하다는 것은 반응할 필요가 없는 작은 자극에도 일일이 반응하는 상태를 말한다. 자극에 대한 반응은 자연스러운 것이고 꼭 필요하지만, 너무 적거나 과하면 둘 다 문제가 된다. 방광에 일정량 이상의 소변이 찼을 때 요의를 느껴야 하는데, 적은 용량에도 이것을 내보내라는 신호가 발생한다.

이런 현상은 신경계의 긴장도가 높은 상태에서 자주 생긴다. 방광뿐만 아니라 몸 전체가 과긴장된 상태다. 그러다 보니 소화나 수면에도 문제가 있는 경우가 많다. 그런데 이런 증상의 환자들의 상당수가 본인의 그런 상태에 놓여 있다는 것을 모른다. 긴장이 일상화되고 만성화되었기 때문이다.

신경계의 긴장은 근육을 긴장시키고 기혈의 순환을 방해한다. 방광뿐만 아니라 방광이 위치한 주변공간에도 영향을 준다. 그래서 과민성 방광 환자의 경우 자궁이나 대장의 문제를 동반하는 경우가 많다.

방광으로의 순환을 방해하는 것들

다음으로는 방광자체를 본다. 방광은 몸통에서 가장 아랫부분에 위치한 일종의 물풍선이고, 괄약근이 밸브처럼 소변이 나가는 것을 물리적으로 조절한다. 인체의 모든 부분이 그렇듯 방광 또한 그 부분으로의 순환이 잘될 때 제 기능을 발휘하는데, 앞서 말한 신경계의 긴장 외에도 오래 앉아 있는 습관이나 운동부족 그리고 얕은 호흡 등은 순환을 떨어뜨리는 원인이 된다. 또한 근력의 저하 특히 나이가 들면서 괄약근의 힘이 떨어지는 것도 영향을 준다.

한의학적으로는 폐와 신장 그리고 방광으로 이어지는 종적인 기능적 라인을 방광의 기능과 순환의 중추로 보고, 간담으로 이어지는 횡적인 기능적 시스템을 신경계 문제의 중요한 요소로 본다. 그래서 과민성 방광 증상을 가진 환자가 어떤 기능적 시스템에 문제가 생긴지를 찾아서 그것을 정상화하는 것을 중심으로 방광을 함께 살핀다.

본인의 방광이 너무 과민해서 고생하고 있다면 먼저 내가 과도한 긴장상태에 놓여 있지는 않은지 살펴야 한다. 현악기의 현을 너무 팽팽하게 당기면 작은 자극에도 예민한 소리를 내는 것과 마찬가지다.

긴장의 원인을 찾아 제거하라

긴장을 알아차렸다면 그것을 없애는 것만 생각하지 말고, 무엇 때문인지를 밝혀야 한다. 그것이 카페인이나 당분의 과도한 섭취 같은 나 혼자의 노력을 통해 바꿀 수 있는 것이라면 바꾸고, 노력해도 안 되거나 당분간 지속될 것이라면 그 압력을 풀어내고 버텨낼 수 있는 힘을 키우는 방향으로 전략을 짜야 한다. 차를 마시더라도 이뇨작용이 강한 커피나 녹차보다는 진피인삼차처럼 내 몸에 맞는 차를 마시는 것이 좋다. 이외에도 방광의 기능과 관련해서는 앞서 이야기한 요소들에 문제가 없는지 살핀다.

신경계의 과도한 긴장과 방광의 기능이라는 점에서 좋은 운동은 과민성 방광의 회복에 무엇보다 중요하다. 실제 환자들을 치료할 때도 이 점을 강조한다. 깊고 충분한 호흡과 몸의 이완과 인지를 가져오는 정적인 운동과 함께 심장 박동을 올리고 조금 숨이 차게 호흡할 수 있는 유산소 운동을 할 것을 권한다(근육의 볼륨을 키우는 형태의 근력운동은 크게 권하지 않는다). 이를 통해 신경계의 균형을 회복하고 방광까지 기혈의 순환이 원활해지면, 같은 치료를 받아도 호전 속도가 빠르고 회복 이후에도 스스로 좋은 기능을 유지 할 수 있는 힘을 키울 수 있기 때문이다.

과거보다 점점 과민성 혹은 신경성이라는 말이 앞에 붙은 질병이 늘어나는 것을 느낀다. 사람이 변하는 것인지 아니면 세상이 사람들을 그리 만드는 것인지 모르겠다. 문명은 더 발전한다고 하는데 마음의 여유를 잃고 신경이 곤두선 사람들은 자꾸 늘어난다. 분명 뭔가 근원적인 변화가 필요한데, 그것이 가능할지 모르겠다.

아마도 많은 사람들의 몸과 마음이 지치고 예민해지는 것도 이런 이유 때문일 것이다. 면역 시스템이, 위와 장이 그리고 방광이 예민한 환자들을 살피다 보면, 치료받는 사람도 치료하는 사람도 다 같이 힘든 동병상련의 시대를 우리가 함께 살고 있구나 싶다.

몸의 주파수를 조정하는
시간을 가지자

🍴 국화홍차

계절로나 인생으로나 국화는 원숙을 떠올리게 하는 꽃이다. 그런데 우리 몸은 나이 들수록 익어가는 것에 그치는 것이 아니라 고장나기도 한다. 그 성가심이 여간 불편한 것이 아닌데 특히 이명 같은 증상은 꽤나 골치 아픈 병이다.

왜 아픈 것 같냐고 물으면 많은 사람들은 스트레스 때문이라고 답한다. 실제 대형병원에 내원한 환자들을 대상으로 한 조사에서도 환자의 80% 정도가 병의 원인으로 스트레스를 꼽았다고 한다. 우리가 흔히 열받는다고 표현하는, 교감신경이 우위를 점하는 상황이 되면, 흐름이 가슴과 머리로 몰리게 된다. 흐름이 몰리면 순환은 정체되고 열이 발생한다. 가슴은 답답하고 호흡이 시원하지 않으며, 귀가 울고 눈은

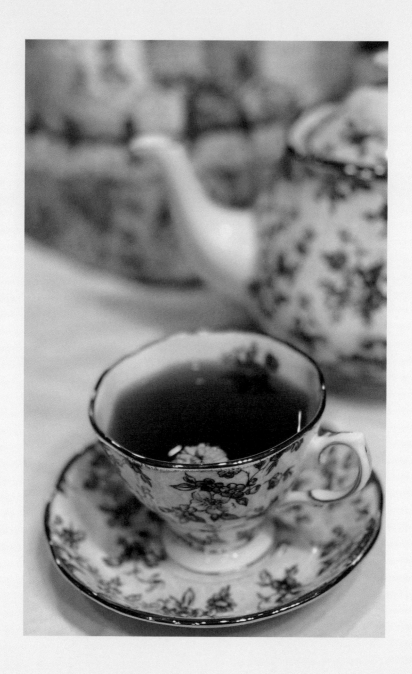

뻑뻑해지고 어지럽거나 두통이 발생한다.

국화는 이런 위로 몰린 열을 식혀주고, 과부하가 걸린 간장시스템의 소통을 돕는다. 세상이 나를 열받게 만들 때는, 국화차 한 잔을 마시고 숨을 고르길 권한다.

재료

홍차 2g, 물 1/2L, 말린 국화꽃

만드는 법

1 홍찻잎과 말린 국화꽃을 준비한다.
2 물을 끓인다.
3 홍차를 우린다.
4 우린 홍차에 국화꽃을 띄운다.
5 식히면서 천천히 마신다.

구십을 바라보고 계신 어머니는 몇 년 전 보청기를 맞추셨다. 이명을 호소하기도 하셨고 아프다고도 하셨고 잘 들리지 않는다고 하셨다. 몇 번인가 병원에 가시기를 권하기도 하고 보청기를 권하기도 했지만, 어쩐지 내키지 않는다고 하셔서 미루고 미루다가 더 이상 미룰 수 없는 지경이 되어서야 보청기를 마침내 맞추셨다.

그런 중에도 어머니께는 죄송하지만 나도 어머니를 닮아 귀앓이로 고생을 하게 될까 봐 걱정을 했다. 나한테도 일을 많이 하거나 잠이 부족하거나 피곤이 누적되면 귀에서 이상한 소리가 나면서 가벼운 통증이 생기는 날이 있었기 때문이다. 그 증상이 단순한 수면부족이나 과로의 문제가 아니고 몸에서 보내는 다른 신호라는 생각은 조금도 해보지 못했다. 젊은 사람들과는 달리 노년기에 접어든 내 몸의 고갈된 에너지와 장부 기능이 정상적이지 않아서 그런 것일지도 모르는데 말이다.

이런 현상을 건전지로 작동하는 라디오의 원리와 비슷하다고 하신 김형찬 원장님의 설명이 쉽게 와닿는다. 배터리를 충분히 보충해주고 주파수만 조정해주면 아름다운 음악 소리가 들린다는 설명처럼, 수신기로서의 내 귀가 오작동을 일으킨 것이라면 배터리를 충전하듯 몸에 자양을 하고 주파수를 조정하듯 일상의 자극으로부터 자유로워지는 것이다.

일을 멈추고 주변의 소음을 줄이고 물을 끓인다. 일에 쫓기며 잊고 있던 음악을 찾아 작게 틀어 놓고 평소에는 쓰지 않던 예쁜 찻잔을 꺼내 준비한다. 물이 끓으면 홍차를 우려 국화꽃을 몇 잎 띄운다. 붉게 우려진 홍차에서 국화꽃잎이 천천히 피는 동안 사위는 고요해지고 모든 것이 텅 빈 것 같은 무념의 세계로 빠진다. 불편하던 귀는 어느 사이 편안해져 들어야 할 소리와 듣지 않아도 될 소리조차 아름다운 음악으로 고쳐 듣는 마술이 펼쳐진다.

귀에서 소리가 난다면 고요한 휴식이 필요하단 신호

티 나지 않는데 괴로운 이명

사람이 욕심을 자제하지 않거나 과로를 했을 때, 혹은 나이가 중년을 넘겼거나 큰 병을 앓은 후에는 신장의 수기가 마르고 음화가 타오른다. 이로 인해 귀가 가렵고 소리가 나는 증상이 생긴다. 매일 매미가 우는 것 같거나 종이 울리는 것 같은 소리가 난다. 빨리 치료하지 않으면 점차 청력이 떨어지니 참으로 슬픈 일이다(凡人嗜慾無節 勞役過度 或中年之後 大病之餘 腎水枯涸 陰火上炎 故耳痒耳鳴 無日而不作 或如蟬噪之聲 或如鐘鼓之聲 早而不治 漸至聾聵良可嘆哉).

_《동의보감》〈외형편〉 권2 '이(耳)' 중에서

'삐 소리', '매미 우는 소리', '물 흐르는 소리', '바스락거리는 소리', '웅~ 하는 소리', '기계 돌아가는 소리', '바람 소리' 등등.
귀에서 소리가 나는 '이명耳鳴' 증상으로 내원한 환자들이 말하는 소리의 종류와 정도는 다양하다. 하루 내내 소리가 나는가 하면, 낮에 일하고 활동할 때는 괜찮다가 가만히 쉬려고만 하면 소리가 나기도 한다. 한쪽만 울기도 하고 양쪽 모두 울기도 한다. 어제는 조용해서 좋아졌나 싶으면 오늘은 시끄럽다.

검사를 받아도 귀에는 이상이 없다고 하고, 치료를 받아도 빨리 좋아지지 않는다. 겉으로는 멀쩡한데 생활의 질은 떨어지고, 나도 모르게 신경이 곤두서고 예민해진다. 시간이 갈수록 몸과 마음이 지치고, 어느 날은 정말이지 울고鳴 싶은 마음마저 든다. 이명은 티가 나지 않는 괴로운 병이다.

수신기가 고장났지만 고치기 쉽지 않다

우리가 현실이라고 믿는 세상은 눈, 코, 귀, 입 그리고 피부를 통해 들어온 정보를 뇌가 종합해서 만들어낸 것이다. 입력되는 값이 다르고, 같은 정보가 들어와도 뇌의 해석이 달라지면, 동일한 시공간에 있어도 사람마다 경험하는 현실은 다를 수 있다. 겉으로는 똑같은 세상에 사는 듯 보여도 알고 보면 우리는 서로 다른 각자의 세상을 사는 셈이다.

감각기관은 외부의 정보를 받아들이는 수신기의 역할을 한다. 건강 상태나 노화 그리고 타고난 개인차에 따라 감도는 다를 수 있지만, 수신기라는 점은 변하지 않는다. 그런데 간혹 이 기능에 이상이 생기는 경우가 발생한다. 귀에서 소리가 나고, 콧속에서 이상한 냄새가 나고, 아무것도 먹지 않았는데 혀에서 맛이 나고, 가만있는데 피부에 이상감각이 느껴진다. 수신기가 본분을 잊고 발신기처럼 작동하는 것인데, 이런 증상들은 쉽게 치료되지 않는다는 공통점이 있다.

오관의 병은 장부에 문제가 있기 때문이다

한의학에서는 오관五官의 병이 어려운 것은 몸속 장부臟腑의 기능에 문제가 있기 때문이라고 본다. 불편한 곳을 검사해도 이상이 없는 경우가 대부분인 것도 같은 이유다. 겉으로는 눈, 코, 귀, 입과 피부로 나타나지만, 병의 실체는 장부의 기능에 있기 때문이다.

이명으로 한의원을 내원하는 환자들은 양방 이비인후과를 거쳐서 오는 경우가 많다. 가볍게는 혈액순환개선제와 종합영양제를 복용하고, 종종 스테로이드나 안정제 계열의 약을 처방받기도 한다. 증상이 발생하게 된 개인의 상태에 따라 이런 약물들로 개선되기도 하지만, 차도가 없는 경우도 많다. 한의원 환자는 대부분 후자의 경우다.

이명 환자는 크게 두 부류로 나눌 수 있다.

첫 번째는 신체 에너지가 충분한데 스트레스나 음주 등으로 정상적인 순환이 방해받고 노폐물이 축적되면서 내부가 열적 상태에 빠진다. 장부로는 간과 연관성이 많고, 몸속에 담痰과 화火가 쌓이는 상태다.

주로 젊은 층의 환자들이 많다.

두 번째는 앞의 《동의보감》의 인용구에서 말하는 것처럼 에너지가 고갈되어 정상적인 기능을 할 수 없게 되는 상황이다. 장부로는 신장이나 비장과 연관성이 많고, 만성피로와 신체기능 저하가 동반되는 경우가 많다. 주로 중년과 노년층에서 자주 보이는데, 최근에는 번아웃된 젊은 층에서도 자주 발생한다.

적절한 치료와 함께 고요함을 회복하자

이런 현상은 건전지로 작동하는 라디오의 원리와 비슷하다. 라디오를 켰을 때 잡음이 발생하는 것은 주파수가 잘 맞지 않거나, 배터리가 부족했을 때다. 배터리가 충분하면 가볍게 주파수만 조정해주면 아름다운 음악 소리가 들리지만, 전력이 부족할 때는 아무리 주파수를 맞춰도 잡음이 발생한다. 때로는 건전지도 다 되고 주파수도 잘못 맞춘 경우도 있다. 귀에서 소리가 날 때도 무턱대고 약물을 복용하는 것보다, 그 이유를 분명하게 밝혀야 좋은 결과를 기대할 수 있다.

수신기 역할을 하는 감각기관이 오작동을 일으키는 것은, 어쩌면 너무 많은 자극에 노출되어 있다는 신호일 수 있다. 어둠, 고요함, 맑은 공기, 담백한 음식 그리고 부드럽고 친밀한 접촉의 결여가 이런 병의 근본적인 이유일 수 있다.

이명 증상이 잘 낫지 않는다면 적절한 치료와 함께 '고요함'을 회복해야 한다. 여기에는 귀에 들려오는 세상의 소리뿐만 아니라, 내 마음과 생각이 만들어내는 소음도 포함되어야 한다. 가을의 기운을 품은 국화차 한 잔이 몸과 마음의 고요함을 회복하는 데 도움이 될 것이다.

진정효과가 있는 차로
내 안의 공포를 달래라

|◯| 대추생강차

전통차에 효능도 더하고 장식도 되는 재료가 대추와 잣이다. 대추
는 다산과 풍요의 상징이기도 하니 마다할 이유가 없는데 특히 진정효
과가 있어 차로는 제격이다. 신경 쓸 일이 많아 밤잠을 설치는 현대인
에게 유용한 과실이다.

많은 현대인이 잠이 잘 오지 않거나 자다 자주 깨거나, 얕은 수면으
로 고민한다. 문제를 해결하기 위해 보조식품도 복용하고, 다양한 치료
도 받다가 마침내 약물의 도움을 받아 억지로 잠을 자기도 한다. 잠은
허기만큼이나 자연스러운 현상이다. 불면증이 있다는 것은 몸과 마음
에 뭔가 불편함이 있다는 신호이고, 균형 잡힌 건강을 회복하면 좋은
잠은 자연스럽게 따라온다.

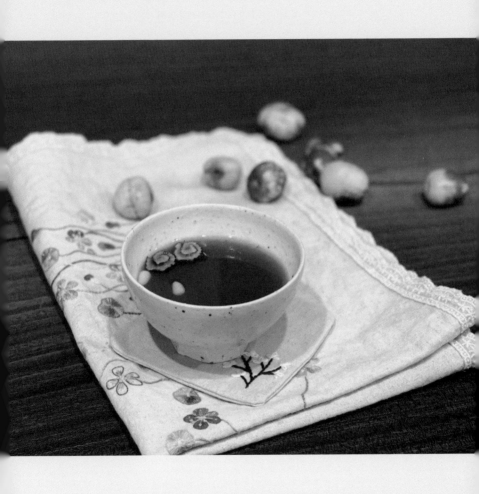

대추는 고유의 단맛으로 몸을 편하게 만들고, 에너지를 회복시키는 효과가 있다. 실제 성분에 관한 연구에서도 중추신경 억제를 통해 최면과 진정작용이 있는 것으로 알려져 있다. 낮 동안의 과도한 긴장으로 신경이 곤두서고 지쳐 있다면, 따뜻한 대추차 한잔으로 몸과 마음을 달래주면 좋을 것이다.

재료

대추, 400g, 생강 40g, 물 2L, 꿀 약간

만드는 법

1 대추를 깨끗하게 씻어 씨를 발라 놓는다.
2 생강의 껍질을 까서 깨끗하게 씻는다.
3 주전자에 물과 함께 대추와 생강을 넣고 센 불로 끓인다.
4 물이 끓기 시작하면 불을 줄이고 1시간 정도 뭉근하게 달인다.
5 끓인 대추생강차를 체에 걸러 다시 한번 끓여 취향에 따라 농도를 맞춘다.
6 먹을 때 단맛이 부족하면 꿀을 넣어 마신다.

나는 질 좋은 수면에 대한 갈증이 별나게 심한 사람이다. 몸을 쓰는 일을 하다 보니 무리하지 않으려는 원칙을 세우고 있지만, 부득이하게 가끔씩 긴 시간 주방에 있게 되는 때가 있다. 그리고 아주 가끔씩은 지나치게 힘든 시간을 보낼 때도 있다.

녹초가 되어 누우면서 이번엔 잠을 좀 푹 자려나 하는 기대를 하지만 그런 날에도 나의 기대는 여지없이 깨진다. 피곤한데, 잠자리로 가면서 분명히 푹 잘 수 있을 거라 생각하고 누웠는데, 머리가 맑아지고 눈이 말똥말똥 해지면서 끝없이 뒤척이게 된다. 운이 좋아 잠이 들었다가도 아침에 일어나기 전까지 2~3번은 기본으로 잠을 깨서 괜히 심란하다.

그렇게 잠을 자고 일어나니 잔 것 같지 않고 아침에 눈을 뜨면서부터 몸을 일으키기 위한 안간힘을 쓰게 된다. 잠을 잘 자고 난 후의 개운함 따위, 나에게는 애초에 없었던 것이었는지도 모른다.

그래서 나는 질이 좋은 잠에 대한 사나운 욕심을 가지게 되었다. 어떻게든 잘 자고 싶다. 그런 까닭에 평소에도 혼자 잠을 자려 하고, 여행을 가도 일행들의 눈치를 보면서까지 독방을 고집한다.

내 이런 불면의 원인을 찾아가다 보면 일에 대한 욕심이나 불안감, 사회적 관계에서 오는 과도한 스트레스 등으로 범위가 좁혀진다. 원인을 찾았다고 해도 그 자체가 해결이 되는 것이 아니라서 당연히 불면의 밤은 계속된다.

긴장을 풀고 마음의 평안을 찾으라고 하지만 쉽지 않다. 그럴 때 냉동고를 뒤져 대추와 생강을 꺼내 차를 끓인다. 주전자의 꼭지에서 김이 솔솔 나기 시작하고 김을 따라 대추의 달큰한 향과 생강의 매운 향이 공기를 떠다니기 시작하면 목을 조이는 것 같던 팽팽한 기운이 사라지면서 몸도 마음도 이완이 되는 걸 느낀다. 아직 차가 완성되지 않았으나 이미 편안한 잠을 예약해둔 것 같다. 잠자리에 들면 된다 대추차 한 잔 마시고.

깊은 밤, 잠을 이루지 못한다면 내 안의 불안을 응시하라

잠을 충분히 자야 개인도 사회도 건강하다

몸에 열은 없지만, 머리와 눈이 어지럽고 아프며, 입과 목이 건조한 데도 갈증은 나지 않고, 정신은 말똥말똥해서 잠이 안 오는 것은 모두 허번이다(身不覺熱 頭目昏疼 口乾咽燥而不渴 淸淸不寐 皆虛煩也).

_《동의보감》〈내경편〉권2 '몽(夢)' 중에서

"몸은 피곤한데 자려고 누우면 그때부터 머리가 맑아져서 한참을 뒤척이다 잠이 들어요."

"2~3시간마다 잠을 깨는데 꿈을 꾸지도 않고 그냥 깨요."

"자고 일어나도 개운하단 느낌은 없어요. 안 그런 사람도 있나요?"

우리나라 성인의 평균 수면시간은 OECD 국가 중 가장 짧은 것으로 알려져 있다. 일을 하든, 공부나 운동을 하든, 술을 마시든 간에, 자는 시간을 줄여서 뭔가를 하고 있다는 이야기다. 이런 것을 보면 자타 공인 선진국의 반열에 들어섰다고 자부하는 대한민국이지만, 사람들 마음속 가난의 그림자는 여전한 듯하다. 그런가 하면 암이 한국인 사망원인의 1위를 차지하고, 자살율(2020년 기준) 세계 1위라는 통계도 있다. 연관성에 관한 연구가 있는지는 모르겠지만, 암과 자살 그리고 국가적인 수면부족은 분명 관련이 있을 것이다. 잠을 충분히 자는 것은 한 개인의 건강은 물론 그 사회의 건강에도 중요하다.

좋은 잠이 몸은 물론 정신과 감정의 건강에 중요하다는 것은 익히 알고 있었던 사실이지만, 최근 들어 불면에 대한 관심이 부쩍 높아지고 있다. 이런 현상은 두 가지 측면으로 해석할 수 있다. 먼저 우리 사회가 잠벌레를 게으름뱅이로 여기고 근면성실함을 최고의 미덕으로 치던 단계에서 조금 벗어났다는 것이고, 두 번째는 불면증 때문에 고통받는 사람들의 수가 증가했다는 것이다. 요약하면 먹고살 만은 해졌는데, 잠 못 이루는 사람은 늘어난 것이다.

내 불면의 원인은 무엇인가?

불면의 이유는 다양하다. 몸이 아파도, 소화가 안 돼도, 화나거나 속상한 일이 있어도 혹은 너무 기뻐도 우리는 쉽게 잠들지 못한다. 몸이든 마음이든 불편함이 있으면 편히 못 자는 것이다. 많은 사람들이 어떻게든 자야 한다는 것에 집착한다.

　그러다 보니 그 원인은 해결되지 않고 점차 강제로 수면을 유도하는 약물에까지 의존하게 된다. 약물복용이 장기화되면 그로 인한 부작용에 시달리는 악순환이 되풀이되기도 한다. 따라서 잠들기가 힘들거나, 자다 자꾸 깬다면 '내 불면의 원인은 무엇인가?'라는 질문을 꼭 던져봐야 한다.

　한의학에서는 낮에 활동하면서 몸의 외부를 순환하던 기의 흐름이 내부로 거두어들여지면서 잠이 든다고 본다. 이 과정이 방해를 받거나 유지할 수 없으면 잠이 잘 안 오고 도중에 자주 깨게 된다. 흥분이나 긴장으로 인해 열이 발생하고 가슴 쪽으로 흐름이 몰려 있는 상태와 담음이나 어혈 등이 거두어들이는 흐름을 방해하는 대표적인 요소다.

　이때 시호, 황련, 치자와 같이 열과 압력을 푸는 약재와 반하나 진피 같은 담을 제거하는 약재들이 주로 쓰이는데, 감정적인 스트레스로 인한 긴장과 불안에 의한 불면이 대부분 여기에 속한다.

　다음으로는 기의 흐름을 거두어들이는 힘이 떨어졌을 때다. 보통 만성화된 불면이나 노인들의 불면이 이런 경우가 많다. 이럴 때는 산조인과 오미자와 같은 새콤한 약재나 숙지황이나 구기자 같은 약재를 써서 기의 흐름을 수렴하고 이것을 내부에 간직하는 힘을 북돋아 잘 잘 수 있는 흐름을 만든다.

불면증의 뿌리는 불안과 공포이다

불면증 환자들을 살피다 보면 그 뿌리에는 불안과 공포가 자리 잡고 있음을 알게 된다. 그래서 실제 치료에서는 잠을 잘 잘 수 있는 흐름을 만드는 것에서 그치지 않고, 몸과 감정의 안정적 흐름을 유지하는 힘을 키워줘야 좋은 효과를 거두는 경우가 많다.

잠 못 이루는 사람들과 이야기하면서 드는 생각은 어쩌면 인간이 지금처럼 최상위 포식자가 아니라 다른 동물들의 먹잇감이었던 시절의 기억이 되살아나는 것은 아닐까 하는 것이다. 무의식 깊은 곳에 잠들어 있던 피식자 시절의 공포란 스위치가 어느 순간 '탁!' 하고 켜지면, 잠들지도 깊고 길게 자지도 못하는 것은 아닐까?

21세기, 게다가 선진국의 반열에 든 대한민국에서 피식자의 공포라니! 말이 안 된다고 할지도 모르겠다. 하지만 전쟁과 같은 인간에 의해 자행된 학살의 역사까지 가지 않더라도, 현대인의 문명화된 삶이 야생의 삶보다 덜 잔인하고 두렵다고 하기는 어려울 것 같다. 이게 아니라면 더 잘 살게 되었는데 잠들지 못하는 사람들이 느끼는 이유를 설명하긴 힘들 듯하다.

부족한 수면시간과 불면이 건강에 미치는 악영향이 알려지면서 최근에는 많이 자는 것보다 수면의 질이 중요하다는 이야기가 나온다. 물론 이 이야기의 끝은 대부분 약물과 치료 혹은 기능성식품이다. 일시적 현상이라면 이런 해결방법도 괜찮다. 하지만 많은 현대인이 만성적인 불면과 수면부족에 시달리는 것은 안심하고 푹 잘 수 없는 낮의 삶 때문이다. 많은 자기 계발 서적에서는 마음을 바꿔 먹고 깨달음을 통해서 불안을 해소하라고 하지만 이것이 올바른 방법인지는 잘 모르겠다.

다만 바라는 것은 우리 사회가 적은 잠을 자도 좋은 컨디션을 유지하는 방법을 개발하기보다, 더 자도 괜찮다고 말할 수 있는 방향으로 갔으면 한다. 하룻밤 정도는 대추차 한 잔으로 잠을 청할 수도 있지만, 근본적인 해결책이 될 수는 없을 것이다. 조금 게으르고 부족한 사람들도 비난과 불안을 걱정하지 않고 안심하고 잘 수 있는 세상이 되면 참 좋겠다.

마음의 힘을 키울 수 있는
소울푸드를 먹어보자

|◯| 된장찌개

된장의 효능은 이미 설명한 바와 같은데 사실 된장이 가지는 특별한 의미는 바로 한국인의 소울푸드라는 것이다. 백반집에 가도, 고깃집에 가도, 심지어 일식집에 가도 된장국이나 찌개를 먹을 수 있다.

하지만 우리의 마음속에 있는 된장찌개를 집에서 어머니가 끓여주신 바로 그 맛이다. 〈우리들의 블루스〉라는 드라마에서 오랜 시간 반목했던 모자가 화해하는 상징이 된장찌개인 것도 같은 이유일 것이다. 그래서 우리는 여전히 어머니가 끓인 된장찌개를 그리워한다.

세상과의 소통, 사람들과의 사회적 관계가 내 안의 기의 불통으로 인해 쳐들어올 때마다 일단 된장찌개를 끓여보자. 다른 반찬 없이도 밥상 앞에 앉아 한 숟가락 입에 떠넣는 순간 알게 되기 때문이다. 이것

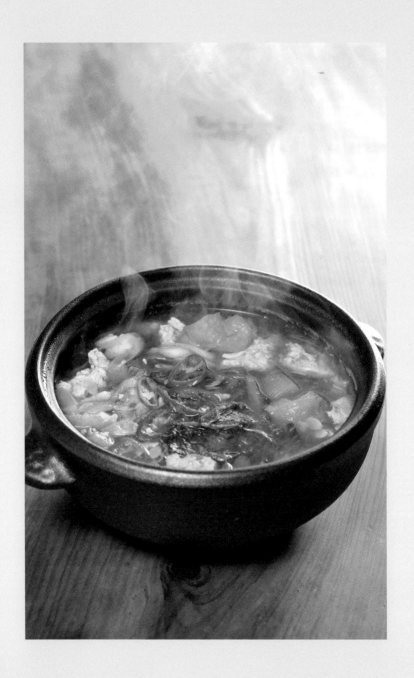

만으로도 충분하다는 것을.

🔩 재료

호박 1/2개, 두부 1/2모, 감자 1개(150g), 풋고추 1개, 홍고추 1개, 양파 1/2개, 깻잎 5~6장, 대파 1/2 뿌리, 된장 3~4큰술, 고춧가루 1큰술, 멸치육수 6컵

🔍 만드는 법

1 호박은 큼직하게 썬다.
2 감자와 양파는 껍질을 벗기고 호박과 같은 크기로 썬다.
3 두부는 한 번 씻어 물기를 제거하고 호박과 같은 크기로 썬다.
4 대파는 다른 채소와 비슷하게 썬다.
5 풋고추와 홍고추는 어슷하게 썰고 깻잎은 뚝뚝 자른다.
6 멸치육수를 냄비에 넣고 끓이면서 된장을 푼다.
7 된장국물이 끓기 시작하면 양파와 감자를 넣고 끓인다.
8 호박과 두부를 넣고 감자와 호박이 무르게 익게 끓인다.
9 마지막으로 고춧가루를 넣고 썰어놓은 대파와 깻잎, 고추를 넣는다.

나는 매일매일 세상과 만난다. 그 만남에서 늘 웃게 되거나 늘 즐거울 수는 없다. 때로 화가 치밀기도 하고 때로는 슬픔에 젖어 헤어 나오지 못할 때도 있다. 세상과의 소통에서 실패하고 탄식을 하기도 한다.

기쁨에 차 개선장군처럼 귀가를 하기도 하지만 고개를 떨구고 집으로 기어드는 날도 있다. 분노에 차서 가족 누군가 내 분노의 이유에 무조건 동조해주기를 기대하고 현관문을 열기도 한다. 정말로 기가 막히는 경험으로 부들부들 떨기도 하면서.

어린 시절엔 어머니가 세상 밖에서 힘들게 부대끼며 생긴 널뛰는 내 감정을 모두 다 받아내고 응원을 해주셨다. 하지만 이 나이에도 어린 시절 그때처럼 어머니께 징징거릴 수는 없다.

내 의지대로 되는 일이 없고 역류하는 물처럼 감정이 꼬이는 날엔 어쩔 줄 몰라 허둥거리다가 집으로 돌아와 밥을 한다. 냉장고를 뒤져 있는 재료들로 어설프게라도 된장찌개를 끓인다. 허겁지겁 밥을 떠넣는다. 그러면 연락 없이 찾아오는 손님처럼 나를 당황하게 했던 팽팽한 긴장과 불편했던 감정의 거대한 파도가 잠을 자는 평화를 느낀다. 그래서 소리칠 수 있다.

"까짓 폭풍우 따위 다 죽었어, 이놈의 세상 누가 이기나 한번 해보자!" 나에게 된장찌개는 그런 것이다.

공황장애에 맞서는 용기

공황장애는 마음이 아파 생기는 병이다

"이제 많이 편해졌어요. 잠도 좀 더 자고, 가슴 답답하고 어지러운 것도 좋아졌어요. 그런데 아직 작은 일에도 쉽게 불안해져요."

"오랜 긴장으로 인해 소통이 안 되던 것은 어느 정도 해소되었지만, 몸과 감정의 중심을 잡아주는 힘이 아직 회복이 안 되어서 그래요. 지금처럼 운동 꾸준히 해서 체력도 키우고, 치료의 방향도 그쪽으로 잡아갈게요."

풀어내지 못한 감정의 문제들로 힘들어하는 환자들을 자주 본다. 몸에 나타난 다양한 증상으로 내원하지만, 천천히 병의 이유를 찾아가다 보면 절반 이상이 심리적 이유에서 시작되었다는 것을 알게 된다. 회복탄력성이 좋을 때는 이것을 무시하고 증상만 없애면 낫지만, 병이 오래되었거나 감정의 상처가 큰 경우에는 이 문제를 해결하지 않으면 좀처럼 좋아지지 않는다.

한의학에서는 인간의 감정을 일곱 가지 패턴, 기쁨·화남·걱정·고민·슬픔·놀람·두려움으로 구분하고 칠정七情이라고 부른다. 그리고 각각의 감정에 따라 기氣의 흐름이 변하고 몸이 반응한다고 본다. 한의학에서 감정 때문에 생긴 병을 치료할 때는 바로 이 기의 흐름을 바로 잡는 것에 초점을 맞춘다.

기의 소통이 잘 이루어져서 본래 가야 할 방향으로 잘 흘러가면 불편한 증상이 사라지고 감정의 문제에 좀 더 잘 대처할 수 있다고 본다. 이것을 중심으로 상담을 통해 생각의 변화를 끌어내고 운동을 통해 체력을 키워서 앞으로의 스트레스 상황에 대한 맷집을 키우도록 한다.

공황장애는 버티는 힘을 키워야 한다

한의학이 기를 중심으로 본다면, 정신분석학이나 종교는 정신의 변화를 통해, 대증의학에서는 감정의 변화가 가져온 신경전달물질의 변화를 약물로 조정하는 방식을 쓴다. 같은 감정의 문제라도 정신과 물질이라는 서로 다른 문으로 접근하는 것이다.

그런데 오랫동안 감정의 문제로 시달렸던 환자들은 드러난 증상을 풀어주는 것만으로 해결되지 않는 경우가 많다. 대표적인 경우가 공황장애다.

'공황'은 한자로 '恐慌'이라고 적는데 사전적으로는 '놀랍고 두려워 어찌할 바를 모르는 상태'를 의미한다. 감정에서 시작된 불길이 잡히지 않고 정신과 몸까지 번아웃시킨 상태에서 발생하는 경우가 많아, 대증약으로 급한 불을 끈다고 해도 온전히 해결되지 않곤 한다. 이럴 때는 풀어내서 소통시켜 준 후에 버티는 힘을 키워야 한다.

의(意)는 기억해서 잊지 않는 것이고, 지(志)는 오직 한 곳에만 뜻을 기울여 변하지 않는 것이다(意者 記而不忘者也 志者 專意而不移者也).

_《동의보감》〈내경편〉 권1 '신(神)' 중에서

《동의보감》에서 '오직 한곳에만 뜻을 기울여 변하지 않는 것'이라고 해석한 '지志'는 글자를 풀면 '士+心'로, 나는 이 글자를 선비의 마음이라고 푼다. 목에 칼이 들어와도 뜻을 굽히지 않는 흔들리지 않는 마음이다.

공황장애처럼 몸과 마음의 근간根幹이 흔들린 환자는 이 힘을 키워야 다시 세상을 자신 있게 마주할 수 있게 된다. 이것은 우리말의 뱃심과 배짱과도 통하는 말로, 이 힘이 있어야 배포가 두둑한 사람이 될 수 있다.

사람은 크게 변하지 않았는데 세상의 겉모습은 너무 빠르게 변하고 있다. 너무 많은 정보(알고 보면 별 의미도 없는)가 쉴 새 없이 쏟아지다 보니, 그것을 소화해 기억하고意, 온전히 내 것으로 만들어 뿌리 내리는 지志 과정이 제대로 이루어지지 않는다. 뿌리가 약하니 작은 바람에도 흔들리고 때론 송두리째 나를 잃기도 한다. 세상일이 뜻대로 되지도 않지만, 일을 끝까지 해낼 정도의 의지가 부족한 것도 사실이다.

세상의 바람에 자꾸만 내 몸과 감정과 정신이 흔들린다면, 피하고 웅크리고 바람을 탓해서는 문제가 해결되지 않는다. 때론 '이놈의 세상 누가 이기나 해보자.'라는 결기와 오기도 필요하다. 시간이 걸리더라도 몸과 마음의 뿌리를 키우는 노력을 멈추지 말아야 하는 이유다. 살다보면 몸과 마음이 크게 흔들리는 날이 찾아오기 마련이다. 이럴 땐 나만의 소울푸드가 도움이 될 수 있다. 마음과 몸에 온기와 힘이 더해지면 흔들리는 세상에서 조금 더 쉽게 중심을 잡을 수 있을 것이다.

화기를 다스리는 연습을 해보자

🍽 고추간장

요즘 퓨전 요리들에 오리엔탈 소스를 쓰는 경우가 많은데 간장이 베이스인 경우가 많다. 말 그대로 동양을 상징하는 양념이지만 이제 세계인의 입맛을 사로잡고 있다. 이제는 대다수의 사람들이 간장을 사다 먹지만 원래 장맛 특히 간장의 맛을 그 집안을 상징하는 증표였다. 김유신이 전쟁에 돌아오자마자 다시 출전해야 했을 때 집에서 가져온 간장 맛만 보고 바로 전장으로 달려갔다는 일화가 전해질 정도니 말이다.

콩 속의 단백질을 소금과 미생물을 이용해 발효시켜 만든 양념이 간장이다. 메주에 소금물을 부어 두 달가량 두었다가 메주를 꺼내고 걸러서 2차 발효를 시킨 것으로, 간장 자체는 짜고 발효취가 나지만 다른 식재료를 만나면 발효취는 사라지고 맛있는 풍미가 올라간다.

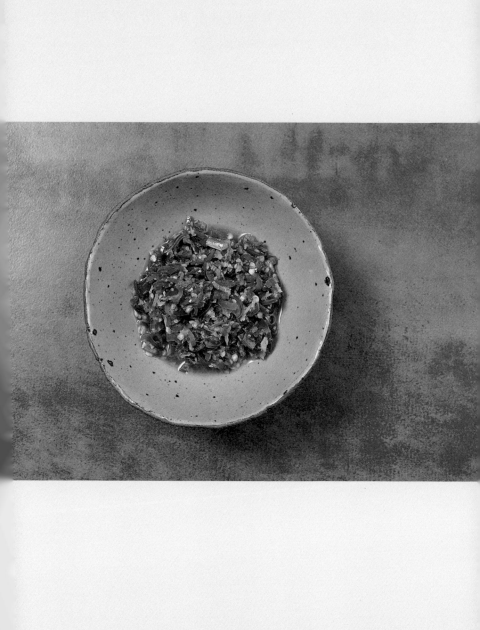

그래서 나는 간장을 감칠맛을 가진 검은색의 액체소금이라 부른다. 간장이 없는 한식은 진정한 한식이라 할 수 없을 만큼 각종 조리에 두루 사용되는 진정한 조미료며 양념이다.

재료

국물멸치 1컵청양고추 10개풋고추 10개현미유 1큰술들기름 2큰술다진 마늘 1큰술물 1/2컵간장 4큰술조청 2큰술참기름 1/2큰술통깨 약간

만드는 법

1 멸치는 머리와 내장을 제거하고 기름기 없는 프라이팬에 넣고 볶은 후 잘게 부쉬놓는다.

2 고추는 깨끗이 씻어 4등분해 다지듯 잘게 썬다.

3 달군 프라이팬에 식용유와 들기름을 순서대로 두른 후 다진 마늘을 넣고 볶는다.

4 마늘 향이 밴 기름에 손질한 멸치를 넣고 볶는다.

5 멸치가 골고루 볶아지면 잘게 썬 고추를 넣고 같이 볶는다.

6 5의 재료에 물 1/2컵을 넣고 자작하게 끓이면서 간장과 조청으로 간을 한다.

7 참기름과 통깨로 마무리한다.

최근 화가 극에 달해 숨을 잘 쉬지 못할 정도에 이른 적이 있다. 피가 거꾸로 도는 듯한 느낌 때문에 이러다 내가 잘못될 수도 있다는 생각이 들었다. 눈을 감고 아주 천천히 숨을 쉬면서 기분 좋았던 순간들을 떠올리려고 애를 썼던 것 같다.

아무리 해도 화가 삭지 않아 힘든 중에 마침 친구가 찾아와 속에 있는 말을 두서없이 마구 해대었다. 친구는 내 얘기를 들으며 "그런 미친 사람들이 있나! 아니 너한테 왜 그러냐?" 하면서 맞장구를 쳐주었고 나는 약간의 위로를 받았다.

내 감정은 감정이고 찾아온 친구에게 밥은 먹여서 보내고 싶어졌다. 마침 냉장고에 있던 죽순을 좀 썰어 넣고 밥을 지었다. 그리고는 매운 고추를 잔뜩 꺼내 다져서 고추간장을 만들었다. 평소에는 매운 거와 안 매운 거를 반반씩 넣고 만들었지만 그날은 매운 고추만 잔뜩 다져 넣고 만들었다.

냉면대접에 밥을 담고 고추간장을 넣고 비볐다. 한 숟가락 크게 떠서 입에 넣으니 멸치와 들기름이 간장과 만나 내는 짭쪼름한 감칠맛이 기가 막히지만 매워서 미칠 것 같았다. 하지만 매운 숨을 후후 내쉬면서도 중독된 사람처럼 다시 한 숟가락, 또 한 숟가락 입에 넣게 되는 맛이었다.

그러는 동안 묘하게 감정이 정리되는 것을 느끼고 어느 순간 친구와 웃고 있는 나를 발견했다. 후후, 후후 숨을 내쉬는 동안에 내 안의 화가 숨을 타고 밖으로 나가 평정심을 찾은 것이다. 고추간장은 매워서 뜨거웠지만 내 안의 화를 식히는 한 줄기 소나기가 되어 나에게 평화를 가져다주었다.

제철 채소·과일식으로 건강을 지키는 **맛있는 음식보감**

김형찬의 제철 한의학 이야기

요리할 때 불 조절하듯
내 안의 화기를 다스려라

사람의 일생이란 불과 같다

"한 달 전부터 갑자기 남편이 밤낮으로 안달을 하는데 그것은 어떻게 조절이 안 될까요?"

80세 남편을 둔 70세 할머니의 하소연이다. 30년 넘게 남편 병구완을 하느라 속이 다 타버린 환자의 마음은 괴로움 반 걱정 반이다. 남편 몸은 분명 좋지 않은데 이상스러울 정도로 부부관계를 요구하니 남부끄러워서 어디다 말도 못 하고 죽을 맛이라고 한다.

할아버지의 상태를 살피니 한의학에서 말하는 음허화동陰虛火動의 상태다. 초가 타다가 거의 다 탈 무렵에 불꽃이 갑자기 커지는 것처럼, 몸은 무너져가는데 성욕만 과항진된 상태다. 이때의 성관계는 얼마 남지 않은 생명력을 소진하는 것으로 엄격하게 금한다. 할아버지는 복용하는 약물들이 많아서, 주치의에게 처방약과 관련해서 상담을 받을 것

293

을 권하고 허화虛火를 내리는 치료를 했다.

그런가 하면 할머니는 오랜 기간 할아버지의 건강을 살피느라 가슴의 울화鬱火가 타고 또 타서 몸이 다 받고 이제는 우울할 힘도 없이 원망과 체념만 남은 상태다. 남편의 이야기를 하면서도 한숨을 쉬며 더 살아야 한다는 사실이 괴롭다고 하신다.

두 분을 진료하면서 '부부란 무엇일까? 산다는 것은 어떤 의미일까?' 생각해본다. 어쩌면 한 사람의 일생이란 자신을 태우며 세상에 작은 흔적을 남기기 위한 몸부림인지도 모르겠다. 물론 그 흔적의 대부분은 금세 사라지거나 잊히고 말지만 말이다.

화는 소생과 소멸이란 양면성을 지니고 있다

장부를 해치는 화는 의식에 뿌리를 두고 있고, 욕망과 감정에 의해 일어난다. 크게 화를 내면 화가 간에서 일어나고, 취하고 배부르게 먹으면 화가 위에서 일어나며, 성생활이 과하면 화가 신장에서 일어나고, 슬픔과 서러움이 지나치면 화가 폐에서 일어난다. 심장은 중심이 되기 때문에 그곳에서 화가 일어나면 죽는다(藏府厥陽之火 根於五志之內 六慾七情激之 其火隨起 大怒則火起於肝 醉飽則火起於 胃 房勞則火起於腎 悲哀則火起於肺 心爲君主 自焚則死矣).

_《동의보감》〈잡병편〉권3 '화(火)' 중에서

한의학에서 화火는 살아 있다는 증거이자 과하면 내 생명을 잡아먹는 양면성을 가진다. 사람이 살면서 화를 내고, 때론 슬프고 서럽기도 하고, 가끔은 술도 마시고 배부르게 먹기도 하고, 성생활을 하는 것은 너무나 당연하고 인간적인 일이다. 만약 누군가 이런 욕구로부터 완전히 벗어났다고 한다면, 나는 그 사람을 존경할 수는 있어도 친구로 사귀지는 않을 것 같다.

하지만 그 정도가 심하거나 너무 오래 지속되면 몸과 감정과 정신이 병든다. 적당한 불은 물을 끓이고 밥을 짓지만, 불이 너무 세거나 끌 때를 놓치면 물이 졸고 밥은 타고 심하면 솥까지 못 쓰게 되는 것과 같다. 의서에 나오는 '소화생기 장화식기小火生氣 壯火食氣, 작은 불은 기를 살리고, 센 불은 기를 먹어 치운다'란 말은 이런 현상을 가리킨다.

내 안의 불을 잘 다루는 것이 중요하다

중요한 것은 내 안의 불을 잘 다루는 일이다. 정당한 분노는 잘못된 상황을 바로잡을 수 있지만, 과하면 나와 남을 상하게 하고, 관계를 망치고 바른 판단을 하지 못하게 만든다.

슬픔은 나를 차분하게 만들고 내면을 정화하기도 하지만 지나치면 몸과 정신을 좀먹는다. 즐겁게 먹고 마시고 사랑을 나누는 것은 몸을 가진 존재에게 마땅한 즐거움이지만, 탐닉하다 보면 장부가 상하고 정신이 망가지기 마련이다.

불을 잘 다루려면 연습이 필요하다

불을 잘 다루려면 연습이 필요하다. 요리사와 도공이 여러 번의 시행착오를 통해 맛있는 밥을 짓고 멋진 자기를 구워내는 것처럼, 내 안의 화를 다루는 것도 의식적이고 반복적인 노력이 필요하다. 당연히 실수도 하고 엉망이 될 때도 있을 것이다.

하지만 내 안의 화를 가만히 들여다보는 연습을 하다 보면, 불의 색깔과 온도를 조금 더 알게 될 것이고, 그러다 보면 몸과 마음에 화상을 입는 정도와 횟수가 줄어들 것이다.

어차피 우리 삶은 아슬아슬한 줄타기와 같아서 떨어지지 않을 도리가 없다. 치명적 부상을 입지 않고 다시 줄 위에 올라 끝까지 갈 수 있다면 괜찮은 인생일 것이다.

부처님은 인생은 고해苦海고 세상은 화택火宅이라고 했다. 하지만 그 속에도 기쁨이 있고 여름날 소나기 같은 순간이 찾아온다. 우리가 살면서 할 수 있는 최선은 좀 더 많은 기쁨과 소나기 같은 일을 많이 만드는 정도가 아닐까.

물론 남이 보기에 아무리 사소해 보이는 아픔도 자신에게는 견딜 숭 없는 고통일 수 있다. 그러니 그것을 한때의 소나기라고 여기기는 쉽지 않을 수 있다.

그러나 그것도 연습을 통해 단련되기 마련이다. 마치 매운 음식을 먹고 땀을 흠뻑 흘리고 나면 시원함을 느끼듯 말이다. 마음속 화기火氣

를 화기和氣로 바꾸는 연습을 멈추지 않는다면 그 확률을 조금은 높일 수 있을 것이다.

몸과 마음을 보하는 음식을 먹어라

❙◯❙ 흑임자타락죽

검은 참깨는 흑임자라고도 불리는데 요즘 많은 음식에 활용되는 재료다. 음료서부터 디저트까지 다양한 모습으로 우리 곁에 다가온다. 맛이나 모양을 좋게 하는 효과도 있지만 무엇보다 건강에 좋기에 그렇게 사랑받는 것 같다.

의서에는 호마胡麻 혹은 흑지마黑芝麻라고 기록되어 있다. 기력을 더하고 살을 찌우며, 뇌수를 채우고, 몸을 튼튼하게 하며, 오장을 이롭게 하는 효능이 있다고 알려져 있다. 참깨는 요즘도 건강식품으로 각광받지만, 이런 효능 덕분에 옛사람들도 장수식품으로 여겼다. 특히 노화로 몸이 마르고 건조해질 때 검은깨를 즐겨 먹으면 좋다.

재밌는 것은 생으로 짠 기름은 약으로 쓰고, 볶아서 기름을 짠 것은 조리용으로 썼다는 점이다. 현재도 냉압착한 기름이 영양소의 파괴와

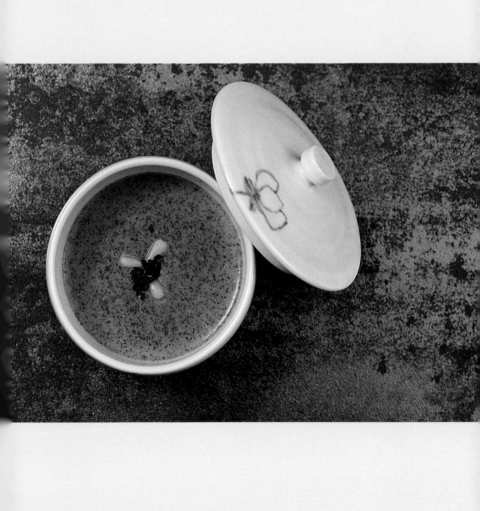

손실이 적어 몸에 이롭다고 여기는 것처럼, 옛사람들도 온도 차에 따라 색과 향 그리고 효능의 변화가 일어남을 알고 있었던 셈이다.

재료

찹쌀가루(쌀가루) 1T, 흑임자가루 1T, 우유 200ml, 물 200ml, 소금 약간(혹은 꿀), 잣 1작은술

만드는 법

1 우유와 물을 혼합한다.
2 1의 재료에 흑임자가루와 찹쌀가루를 잘 푼다.
3 불에 올려 잘 저으면서 끓인다.
4 큰 거품을 내고 끓기 시작하면 불을 끄고 간을 한다.
5 그릇에 담아 잣과 깨소금으로 장식을 해서 낸다.

어느 사이 나도 할머니라고 부르는 소리에 자연스럽게 뒤를 돌아보는 나이가 되었다. 다시 한 살을 더 먹을 시기에 맞춰 〈좋은 음식과 운동으로 노인들을 보호하라〉라는 원고를 받았고 그 원고를 읽어내려가는 동안 윗대의 수많은 할머니들이 떠올랐다. 하지만 그 많은 할머니들 중 아주 선명하게 내 눈앞에 나타난 할머니는 나의 어머니, 바로 딸아이의 할머니였다. 더불어 이미 돌아가시고 안 계신 나의 외할머니도 떠올랐다.

내가 정말 좋아하고 존경했던 외할머니는 88세에 이 세상과 이별을 하셨다. 슬픔과 후회로 감정을 주체할 수 없는 내게 누군가들은 장수를 하셨다고 했고 누군가들은 호상이라며 나를 위로했다. 시간이 흐르면서 나의 슬픔은 희미해졌고 아주 가끔 외할머니의 음식을 기억하고 그 음식을 만들어 먹으며 지내는 정도로만 외할머니를 추억해왔다.

외할머니가 내게 남기신 음식 중 대표적인 것은 검은깨우유죽이다. 결혼하고 얼마 후 우리 집에 오신 외할머니의 가방 속에서 검은깨가루와 멥쌀가루가 나왔다. 냉동실에 넣어두고 물 1컵에 우유 1컵, 그리고 쌀가루 1숟가락, 검은깨가루 1숟가락을 잘 타서 죽을 쑤어 먹으라고 당부를 하셨다. 아침밥 대신 먹어도 좋고 간식으로도 좋다고 하시면서.

며칠 지나서 해가 바뀌어 2022년이 되었고 외할머니의 딸인 친정 어머니의 나이가 88세가 되었다. 87세의 나의 어머니는 코로나19로 힘든 시기를 2년이나 견디며 3번의 백신 접종을 하셨고 최근엔 감기 몸살로 열흘이나 앓고 일어나셨다. 그러니 새해를 맞는 나의 계획이나 포부보다는 88세가 되시는 어머니 건강 걱정이 앞선다.

어머니 건강을 위해 지속적으로 챙겨드릴 음식이 없을까 이런저런 고민을 하다 떠오른 것이 외할머니가 내게 남겨주신 레시피, 검은깨우 유죽이다. 외할머니는 손녀딸인 나를 통해 당신의 딸에게 건강한 음식 하나를 선물하고 가셨던 것이다. 만들기 쉽고 소화흡수도 잘되니 힘을 내야 하는 많은 할머니들에게도 선물 같은 음식이 바로 흑임자타락죽 이다.

좋은 음식과 운동으로
노인들을 보호하라

노인의 건강 악화는 신체 활동량의 감소로 인한 문제이다

노인은 감기에 걸리더라도 절대 성질이 찬 약을 쓰거나 땀을 많이
내거나 토하거나 대변으로 열을 빼는 것과 같은 공격적인 치료를
하면 안 되고, 마땅히 성질이 완만한 약으로 조절하고 치료해야 한
다(年老之人 雖有外感 切忌若寒藥及大汗吐下 宜以平和之藥調治).

_《동의보감》〈내경편〉 권1 '신형(身形)' 중에서

"할머니가 혼자 지내시는데, 요즘 입맛도 통 없고 힘드시다고 해서
걱정이에요."

"혼자 사시는 분들이 본인 먹자고 음식 만드는 것이 귀찮아들 하세
요. 그러다 보니 식사가 부실해서 몸이 약해지고요. 코로나 사태 이후
로는 친구분들도 못 만나고, 운동도 못 하게 되니 더 그런 것 같아요."

"맞아요. 요즘에는 감기 기운이 한 달이 넘게 있는데, 코로나 검사를
해도 문제는 없고, 병원약을 먹어도 낫질 않는다고 하세요."

"회복할 힘이 있을 때는 증상만 없애면 잘 낫는데, 할머니처럼 힘이 떨어졌을 때는 그걸 보충해줘야 잘 회복하세요. 이따 할머니댁 갈 때 평소 좋아하는 음식 사다 드리세요."

코로나19 사태가 장기화하면서 발생하는 문제 중의 하나가 노년층의 건강 악화다. 뉴스에서는 약한 면역력이나 요양병원 같은 시설에 있으면서 바이러스에 감염되어 위중증에 빠지는 것만 다룬다. 하지만 통계에 잡히지 않는 많은 문제들이 발생하고 있다.

먼저 신체 활동량의 감소로 인한 문제다. 운동시설은 물론이고 경로당과 같이 노년층이 모일 수 있는 공간이 문을 닫으면서, 활동이 줄었다. 상담을 하면서 수십 년간 해오던 운동을 못해서 몸이 예전 같지 않다는 분들을 본다. 기존에 앓고 있던 병으로 인한 증상들이 악화되고, 각종 퇴행성 변화들이 빠르게 진행된 것이다. 인간도 동물이기 때문에, 움직임의 감소는 곧 생체기능의 저하로 이어지기 때문이다.

노인의 건강 악화는 감정 교류의 감소로 인한 문제이다

몸의 움직임이 준 것만큼이나 감정의 교류도 감소했다. 친구들을 만나서 사는 이야기도 하고 자식들과 손주들도 보면서 살아 있는 의미를 찾을 수 있는 기회와 시간이 줄어들었다. 물론 전화를 자주 하고, 기술의 발전으로 영상으로 서로의 모습을 확인할 수 있다. 하지만 이런

제철 채소·과일식으로 건강을 지키는 **맛있는 음식보감**

만남은 통화종료버튼을 누르고 나면 왠지 헛헛하다.

코로나19 사태가 메타버스와 가상현실세계를 앞당긴다고 하지만 사람에게 진정한 의미가 있는 만남은 손을 잡고 몸과 마음의 온도를 나눌 수 있는 그런 시간일 것이다. 사람과의 만남이 줄면서 어르신들, 특히 혼자 생활하는 분들의 마음의 온도는 급속히 식는 것 같다. 인생의 겨울을 맞이한 사람들의 쓸쓸해진 마음에 내일을 살 의욕이 생기기는 쉽지 않다.

몸의 활력이 줄고 마음의 동력을 잃으면 일상의 리듬이 깨지게 된다. 식사는 불규칙하고 부실해지기 쉽고 좋은 잠을 자기도 힘들어진다. 영양의 섭취와 휴식과 에너지의 회복이 제대로 되지 않으면, 그렇지 않아도 약화된 면역기능들이 더 떨어지게 된다. 앞의 할머니 예처럼 염증이 만성화되어 몸과 마음을 힘들게 한다. 별것 아닌 문제가 잘 낫지 않고 장기화되면서 몸을 갉아 먹는 상태에 빠지는 것이다.

이럴 때는 《동의보감》에서 말한 것처럼 급성증상에 쓰는 치료법보다는 몸의 회복력을 북돋는 전략이 효과적이다. 그리고 여기에 가장 중요한 것은 먹는 것, 소화·흡수하는 것, 잘 자는 것 그리고 적당히 움직이는 것이다. 할머니의 쇠약함이 어디에서 시작되었는지를 살펴서 그것을 해결해줘야 한다.

코로나19란 나비의 날갯짓이 가져올 폭풍은 아직 시작되지 않았을지도 모른다. 드러난 사태의 해결과 함께 이에 따른 후폭풍에 대한 대비도 시작해야 한다. 좋은 영양과 소화 흡수가 편한 흑임자타락죽이 노인건강 회복의 작은 계기가 될 수 있다.

화를 달랠 수 있는 힘을 키워라

○ 맛밤

군밤과 군고구마는 겨울철 길거리 음식의 상징이다. 우선 맛이 좋고 게다가 은근한 운치도 있다. 문제는 탄수화물 중독인 현대인에게 야식은 피해야 할 유혹이라는 사실이다. 그것을 뿌리치고 내 안의 힘을 키울 때까지 가끔은 달달한 밤으로 위로를 받아야 하지 않을까?

겨울철 길거리에서 파는 따끈한 군밤은 맛도 별미거니와 속도 든든하게 채워준다. 이렇게 구워 먹는 것은 옛사람들도 마찬가지여서, 기록에는 생밤을 뜨거운 재에서 굽는데 밤에서 즙이 나올 때 꺼내서 먹으면 맛이 좋다고 했다. 그런데 요즘과 다른 점은 완전히 익히면 기의 소통을 막을 수 있으므로 생밤에서 살짝 익힌 정도로만 먹기를 권했다는 점이다.

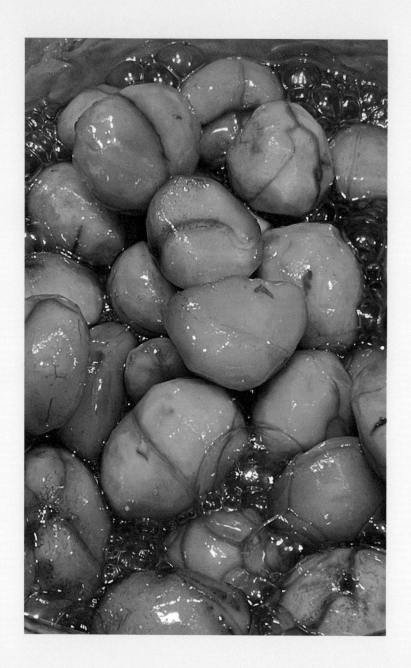

《동의보감》에서 밤은 기운을 기르고 위장을 두텁게 하며, 신장의 기운을 보하고 배고픔을 견딜 수 있게 해준다고 했다. 맛도 즐기면서, 약재로 때로는 구황작물로 이용했다고 생각된다.

🍯 재료

깐 밤 400g 물 3컵 간장 1큰술 조청 2큰술 설탕 2큰술

🔍 만드는 법

1 깐 밤을 냄비에 담고 물을 붓고 끓인다.
2 밤이 끓는 동안 생기는 거품을 걷어낸다.
3 밤이 반 정도 익고 물도 반 이상 줄어들면 간장과 조청, 설탕을 넣는다.
4 밤이 다시 끓기 시작하면 불을 줄이고 가끔 뒤적인다.
5 밤에 간장의 색이 들고 조청과 설탕이 졸아들면 불을 끄고 식힌다.

누구나 크고 작은 화를 내고 살지만 괜한 화를 내는 일은 없는 것 같다. 화가 나는 분명한 이유를 알고 있지만 끓어오르는 화를 식힐 방법이 떠오르지 않아 전전긍긍할 때가 많을 뿐이라 생각한다. 나를 화나게 하는 사람이나 상황이 분명하기도 하지만 그 대상이 너무 크거나 먼 거리에 있어 발만 동동 구를 때도 많다. 그게 어떤 상황이든 화를 묻어두고 지내는 것은 좋은 일이 아닌 것 같다. 묻어둔 화가 쌓이면 나중에 내 안에서 더 큰 문제를 일으킬 수 있기 때문이다.

흔히 화병이라고 말한다. 속에서 천불이 나는 느낌은 마음에서 시작한 것임에도 불구하고 나중에는 내 몸으로 온전히 전해진다. 불이 나면 모든 것을 다 태우고 재만 남는 것처럼 인체도 에너지가 소진되어 의욕이 떨어지고, 결국에는 전신의 기능이 저하된다고 하니 이보다 무서운 일은 없는 것 같다. 화를 가볍게 여겨서는 안 될 일이다.

나는 화가 날 때면 움직임을 최소로 하고 소리도 죽인 채로 머릿속을 비우고 아주 천천히 주변을 정리한다. 책상을 정리하고 집안 청소를 하고 주방을 어슬렁거린다. 그리고 손이 아주 많이 가는 음식을 만든다. 손이 바쁘고 몸이 고달파질수록 화로 들끓던 머리는 맑아지고 고요해지기 때문이다.

오늘 나는 김치냉장고를 뒤져 밤을 꺼내서 겉껍질을 벗기고 손이 아픈 것을 참아가며 속껍질도 벗겼다. 그런 다음 과도를 이용해 밤의 모양을 다시 잡고 물을 넉넉히 부어 익혔다. 밤이 어느 정도 익은 후 간장과 조청, 설탕을 넣고 약한 불에서 다시 오래 조렸다. 밤이 폭 익고 간장의 색과 조청의 색을 입어 갈색이 된 후 윤기를 더해 반짝이기까지 한다.

완성된 맛밤을 한 알 한 알 천천히 예쁜 그릇을 골라 담고 식탁에 앉는다. 달콤하고 짭조름한 밤을 입에 넣으니 한숨이 사라지고 절로 웃음이 나온다. 담당자의 실수로 산지시장에도 없는 철 이른 식재료를 구하러 다니느라 하루를 다 보내고 돌아온 내 안의 화를 달래기에 부족함이 하나도 없는 맛이다.

설탕 중독과 탄수화물 중독을
변명하는 현대인에 주는 조언

화를 내는 것이 아니라 지속되는 것이 문제

감정이 모두 사람을 상하게 하는데, 유독 화가 가장 심하다. 화가 나
면 간의 기운이 성해져서 비장을 억압한다. 비장이 상하면 네 개의
장(간장, 폐, 심장, 신장)이 모두 상한다(七情傷人 惟怒爲甚 盖怒則肝木
便克脾土 脾傷則四藏俱傷矣).

_《동의보감》〈내경편〉 권1 '신(神)' 중에서

드라마나 영화를 보면 한밤중에 불 꺼진 부엌에서 양푼에 밥을 비
며 먹다가 가족에게 들키거나, 커다란 아이스크림을 통째로 먹는 여성
이 등장한다. 시댁의 구박과 남편의 무시 그리고 여자라는 이유로 받
는 사회와 직장에서의 차별이 이들을 깊은 밤 냉장고 앞으로 내몬다.

분노에 차서 입 주변에 묻혀가며 밥과 아이스크림을 먹던 여인의 숟
가락질은 갑작스레 켜진 전등의 불빛에 놀라거나 또르르 흐르는 눈물
과 함께 끝난다. 마음의 허기를 채우지도 화를 풀지도 못한 채 말이다.

인간의 다양한 감정은 살기 위한 적응의 결과일 수 있다. '화' 또한 생존에 필수적인 요소다. 불교에서는 탐욕과 성냄 그리고 어리석음을 모든 번뇌의 근원으로 말하지만, 화를 내지 않고 속세의 삶을 산다는 것이 과연 가능할까? 화라는 감정은 불만족스러운 상황에 대응하는 과정에서 발생했을 것이다. 뭔가 몸과 마음에 거슬리는 일이 있으면 스트레스를 받고, 이것은 신경계의 긴장을 가져온다. 이것은 자연스러운 반응으로, 스트레스 반응을 통해 외부상황에 좀 더 기민하게 반응하고, 상황을 해결한다.

문제는 화를 내는 것이 아니라 '화'가 지속되는 것이다. 스트레스의 강도가 강해도 일시적이고 잘 해결이 된다면 그것은 전체적인 삶에 플러스가 될 수 있다. 하지만 강도는 약하더라도 장기간 지속되는 스트레스는 우리를 늘 긴장하고 화난 상태로 만든다. 작은 일에도 과하게 반응하거나, 매사 짜증이 나고, 만성적인 소화불량과 불면에 시달리고, 항상 피곤하다고 느낀다면, 당신은 늘 '화'가 난 상태일지도 모른다.

설탕과 탄수화물로 화를 달래는 사람들

요즘 표현으로 하면 교감신경이 과항진 된 자율신경계의 불균형상태라고 표현할 수 있는 '화'를 한의학에서는 '간'의 시스템에 배속시켰다. 간은 혈을 저장하는 역할도 하지만, 가장 중요한 기능은 '소설疎泄'이라고 표현하는 소통의 기능이다. 혈액과 같은 물질적인 것이건, 감정이나 생각과 같은 무형의 것이건 간에 막히지 않고 잘 흘러야 한다고 봤고, 그 기능을 '간'으로 표현하는 시스템에 포함시킨 것이다. 이 흐름이 막히거나 넘치면 병이 생기는데, 이로 인한 대표적인 것이 '화병'과 '중풍'이다.

한밤중에 양푼에 밥을 비벼 먹거나 아이스크림을 통째로 먹는 것은 풀리지 않은 '화'의 표출이다. 탄수화물과 당의 섭취로 인한 혈당 상승이 주는 기분 좋음, 포만감이 주는 안도감 그리고 이것 정도는 내 맘대로 할 수 있다는 만족감으로 표출하지 못한 '화'를 달랜다. 하지만 이것이 효과적인 전략이 아니라는 것은 도중에 혹은 다 먹고 나서 스스로 알게 되고, 가끔은 우울감으로 이어지기도 한다.

사람은 누구나 '화'를 내고 그 방식도 다르지만, 당과 폭식과 같은 방식을 선택하는 사람들은 대체로 에너지(힘)가 부족한 경우가 많다. 문제도 알고 답도 알지만, 행동이 없다면 상황은 변하지 않는다. 그런데 여기에는 에너지가 필요하다.

스트레스를 버텨내느라 얼마 안 되는 에너지마저 소진하고 나면 몸과 마음이 가라앉는 상태에 빠지게 된다. 화병에서 시작해서 우울증이 되거나 갑상선 기능항진증에서 기능저하증으로 가는 것은 이런 이유 때문이라고 생각된다. 앞의 《동의보감》 구절은 화에 의해 비장으로 대표되는 소화시스템의 기능이 떨어지면 에너지 공급이 줄고, 이것이 장기화되면서 모든 기능이 저하되는 것을 잘 표현하고 있다.

몸과 정신의 뿌리가 되는 힘을 키우자

즉시 에너지를 공급할 수 있는 밥과 아이스크림 때론 단것을 많이 먹는 것은 나에게 주는 선물이나 보상보다는 소진한 힘을 채우려고 안간힘을 쓰는 안쓰럽고 고독한 투쟁에 더 가깝다. 하지만 이런 식으로는 아주 잠깐의 평안은 얻을 수 있을지 몰라도, 화를 풀어낼 수는 없다. 우선은 단 과일이나 견과류로 대체하는 것이 그나마 낫지만 결국은 근원적인 해결방법을 찾아야 한다.

막힌 것을 통하게 하고 몸과 정신의 뿌리가 되는 힘을 키워야 한다. 스트레스가 없어지진 않겠지만 그것을 해결할 수 있는 몸과 마음의 준비는 할 수 있다. 이 준비가 되면 한밤중 혹은 퇴근 후에 냉장고 문을 여는 대신, 진정으로 나를 위한 일들을 시작하는 자신을 발견하게 될 것이다.

이 책은 원래 한의사 김형찬 원장님이 한의학에 대한 견해를《동의보감》의 한 구절과 일상과 접목해 쓴 에세이를 엮은 것입니다. 특히 원장님의 글을 보고 요리연구가 고은정 선생님이 그에 어울리는 요리에 관한 글과 레시피를 덧붙임으로써 더욱 풍성하고 완성도 있는 작품이 되었습니다.

이 글들은 〈프레시안〉에 '그녀들의 맛있는 한의학'이란 코너로 연재되다가 플랫폼을 옮겨 〈얼룩소〉에서 이어졌는데, '맛있는《동의보감》'이 주제였습니다. 예나 지금이나 누구나 관심 있는 건강에 있어서 음식, 그것도 제철 재료로 만든 자연 요리와 함께 다룬 것은 음식 사진들을 보기만 해도 건강해지는 기분이 들게 했습니다.

마침내 두 분의 글을 한 권의 책으로 내기로 결심하고 서로 만나 허심탄회한 이야기를 나눈 끝에 귀한 인연을 맺게 되었습니다. 어느 책이나 이 세상에 나오는 과정에 온갖 사연과 정성이 들어가지만 이 책은 정말 기대와 설렘을 안고 시작한 작품입니다.

그런데 책을 편집하는 과정에서 어려운 결심을 해야 할 일이 생겼습니다. 김형찬 원장님께서 각종 질환과 사회 병리를 한의학적인 원리와 인문학적인 식견으로 담담하면서도 힘 있게 풀어낸 글에 고은정 선생님의 맛깔나는 요리와 따뜻한 사연이 덧붙여진 원래의 글을 그대로 살리려다 보니 아쉬움이 생긴 것입니다. 글 자체는 나무랄 것이 없지만 급변하는 사회를 살아가는 현대인, 더군다나 짧고 강렬한 콘텐츠에 익숙한 사람들에게 이 책이 다가가려면 다소의 변화가 필요함을 느꼈기 때문입니다.

긴 고민의 시간이 있었고 두 분과의 이 문제를 상의하면서 어떻게 하는 것이 최상일지 되돌아보는 계기가 되었습니다. 결국 이렇게 좋은 내용을 많은 사람들이 접할 수 있게 노력하는 것이 출판사의 마땅한 역할이라는 결론에 도달하게 되었습니다. 그래서 지금과 같이 4계절에 따른 제철 재료와 음식이 먼저 나오고, '고은정의 제철 음식 이야기'가 이어지며, 음식이나 질환에 관한 한의학적인 설명과 더불어 삶의 고비마다 겪을 수밖에 없는 변화를 받아들일 수 있게 하는 깊이 있는 성찰 및 인간을 바라보는 따스한 시선까지 담고 있는 에세이인 '김형찬의 제철 한의학 이야기'로 마무리되는 형태로 정리되었습니다.

이러한 재구성에 동의해주신 두 분 저자께 다시 한 번 감사드립니다. 본래 의도에 대한 아쉬움이 전혀 없지 않음에도 불구하고 새로운 편집 방향이 지닌 의도를 넓은 마음으로 받아들이고 책이 지닌 가능성을 제고할 수 있는 기회를 도모하며 독자에 대한 배려에 공감해주셨기 때문에 가능했습니다. 그렇기 때문에 더욱 자신 있게 독자분들게 이 책을 권합니다. 몸뿐만 아니라 마음도 건강해지는《제철 채소·과일식으로 건강을 지키는 맛있는 음식보감》이 제철 채소와 과일 및 음식과 함께 여러분 곁으로 찾아갑니다.

제철 채소·과일식으로 건강을 지키는

맛있는 음식보감

초판 1쇄 인쇄 _ 2023년 11월 15일
초판 1쇄 발행 _ 2023년 11월 25일

지은이 _ 김형찬, 고은정

펴낸곳 _ 바이북스
펴낸이 _ 윤옥초
책임 편집 _ 김태윤
책임 디자인 _ 이민영

ISBN _ 979-11-5877-364-9 03510

등록 _ 2005. 7. 12 | 제 313-2005-000148호

서울시 영등포구 선유로49길 23 아이에스비즈타워2차 1005호
편집 02)333-0812 | 마케팅 02)333-9918 | 팩스 02)333-9960
이메일 bybooks85@gmail.com
블로그 https://blog.naver.com/bybooks85

책값은 뒤표지에 있습니다.
책으로 아름다운 세상을 만듭니다. — 바이북스

미래를 함께 꿈꿀 작가님의 참신한 아이디어나 원고를 기다립니다.
이메일로 접수한 원고는 검토 후 연락드리겠습니다.